目次

はじめに

私の主な仕事は中小企業診断士、もっと平たく言えば経営コンサルタントである。それに加え社会保険労務士の資格を取得していたこともあり、昭和六三年に独立開業し、今日を迎えている。

開業当初はそうした職業なるがゆえに、企業に対しても、そしてそこに勤める従業員に対しても、指示的アプローチがほとんどであった。

コミュニケーションは〝話す〟と〝聞く〟から成り立っている。別な言い方をすれば〝説得〟と〝傾聴〟である。ある時までは何の矛盾を感じることもなく〝ああしなさい！〟〝こうしたらよい〟……まさに、説得づくめで仕事をこなしていた。それなりに体裁が保たれていたのである。

だがどうもそれでは何ともしがたい場面に、それから間もなくして直面することになる。平成二年一〇月に保護司の委嘱を受けたのである。保護観察の面接にくる彼らに説得調で当たっても、全くといってよい程、効果があがってこないのである。

そのようなこれまでの自分のやり方について、ひとつの壁にぶつかっていた時であった。これまで民間の一資格にすぎなかった産業カウンラーが平成四年に公的資格に移行したことを知った。カウンセラーで最も要求されるのは傾聴である。〝自分の弱いのはこれだ〟……これを機会にカウンセリングについて体系的に学ぼう……そんな思いから札幌まで、列車の時間距離にして片道三時間強かけて通学した。幸、翌年にチャレンジし初級産業カウンセラーに合格。平成一〇年三月には中級産業カウンセラーの資格を取得することができた。

今でもはっきりと思い出す。東京で行われた二次試験に際し、私の面接官が履歴書に目をやりながらこう言った。「石田さん……あなた、経営コンサルタントをしていらっしゃるのですね。残念ながら、わが国の企業においてはまだ、カウンセリングの機が熟しているとはいえません。あなたがこの資格を取ることで、もしかしたら現在の仕事にマイナスになる事があるかも知れませんよ」

確かにそうした現実にもいくつかぶつかった。その一方で産業現場にも今日、ヒタヒタと心が問われる時代が来ていることを実感する。

そして自分はこれまでの人生の半分近くを、現在のJR、即ち日本国有鉄道に身を置き、しかも労働組合の活動家の一人として人と関わってきた。加えて、分割・民営化移行に際して、今日の言葉を借りれば、〝リストラ〟前夜に携わってきたものの一人として、〝産業カウンセリング〟とこうしてつきあうことになったことを、何かの縁のように思えてならない。

ところで今、カウンセリングがひとつのブームのようになっている。カウンセリングの本の多くを見ると、著名な大学院で知識を学び欧米で経験を積んできた、いわゆる学者と称される方々が執筆することが圧倒的に多い。私から見れば文字通り雲の上の人達である。

今回執筆依頼を受けた時、正直いってとまどいがあった。果たしてそれらの方々に交じりながら、自分はどう書けばよいのか？　一応、執筆について承諾はしたものの、当初は全くと言ってよいほどペンが運ばなかった。

どの位過ぎたろう？「そうだ。自分はそれらの人達と無理に肩を並べようとしているからではなかろうか？　自分なりのスタンスで筆を運べばよいのでは……」

考えてみると経営コンサルタントなどをやっていると、事業として効率のよくないカウンセリングは敬遠されがちである。だが自分はあえてその分野に、自分の自己実現の意味も込めてこうしてチャレンジしている。

ならば従来の学者の方々とは少しスタンスを変えて、自分なりの持ち味を出すことが重要なのではなかろうか？　健康人、もしくは半健康人を主な対象とする産業カウンセリングであればなお更である。

人がそうであるように、企業もまさに生き者である。カウンセリングとはその生き方にどう寄り添い、その人（あるいは企業）の自己決定をどう促していくかにある。これまで一〇年余り、多くの紆余曲折を辿りながらも、一人の経営コンサルタントとして、そして一人の産業カウンセラーとして、企業と、そしてそこに関わる人と携わる多くの機会に恵まれてきた。それを生かさない手はない。

そこでこの本の執筆に際しては次のような姿勢で臨みペンを走らせることにした。

一点目はこの種の本に多いこれまでのような学術的な色合いを出来る限り薄め、カウンセリングをより親しみやすく、身近に感じることが出来るよう事例を活用するなどに心掛けたこと。二点目はその事を通して、管理・監督者を中心に学んだ知識や技術等を職場の中で生かすことが可能なように配慮したこと。そして三点目は今後ますます高まってくるであろう職場のメンタルヘルスや能力開発等に向け、この本自体が初心者向けのテキストとして活用され得るようにしたこと。

以上の三点を念頭におき、執筆に携わった次第である。

読者の皆様方にとってこの本との出会いが、自分自身を豊かにすると共に、他者との関係改善等にもつながり、家庭に、職場に、そして地域に、カウンセリングマインドの輪が大きく広がり、文字通り〝組織〟と〝人〟とのつなぎ役が出来ることになればこの上なく幸せである。

第一章

産業カウンセリングとは？

第一節　産業カウンセリングの定義

カウンセリングとは「言語的及び非言語的コミュニケーションを通して、健常者の行動変容を試みる人間関係である」（誠信書房刊「カウンセリング辞典」P七七）ということができる。したがって産業カウンセリングとは領域を産業に絞り、主には産業現場に働く者のために行われるカウンセリングということが出来よう。

最近、経済のグローバル化等の波を受けて、産業現場が著しく変化している。そのためストレスを貯める機会が多くなり、職場不適応やテクノストレス症候群など、業務に関することはもちろんであるが、子育てや離婚などの家族関係、更には長寿化に伴うライフプランや生きがいに関することなど、その幅はますます広くなっている。

そうした産業現場におけるカウンセリングの必要性から、平成四年に、これまで民間資格であった「産業カウンセラー」が労働大臣（現厚生労働大臣）認定の、公的資格へと移行した。（現在は後述するが多少様子が変わっている）産業カウンセリングは、このようなカウンセラーのみに限らず、職場第一線で部下指導等にあたる管理・監督者層に対してより重要な意味を持ってくるであろう。この層がカウンセリングマインドを持っているか否かは、職場のメンタルヘルスに大きな影響を及ぼすと共に、従業員の仕事に対する意欲を引き出すなどにつながり、それが結果的に仕事の成果へと結びつくことになる。そう考えると、〝ゴーイング・コンサーン（生き続ける企業）〟として産業カウンセリングの持つ意義は極めて大きい。

なお産業カウンセリングの場合、単に個人の相談にのるばかりではなく、必要によっては組織に働きかけ制度を改革したり、あるいは産業カウンセリングのひとつの大きな柱であるキャリア・カウンセリングのように、ネットワークも含めたあらゆる資源を上手に活用し問題解決を図ることなども求められる。

しかも一般的なカウンセリングと若干異なり、産業現場はいやが上にも効率等が求められる関係から、同じ問題解決でもどう短期間でそれを行うかも重要になる。そう考えると、時には従来のような〝待ちのカウンセリング〟のみでは限界があるといえるのではなかろうか？

ところでこの産業カウンセリングの先を走っているのがアメリカである。

アメリカにおける産業カウンセリングの流れとしては大きくは二つある。

ひとつはＥＡＰ（Employee Assistance Programs）、即ち「従業員援助プログラム」である。一九四〇年代に始められた活動であり、当初はアルコール依存症に向けてのものであったが、今日では従業員の結婚や家族などのプライベートに関する相談から麻薬問題など、幅広く対応している。

もうひとつはCDP（Career Develoment Program）、即ち「キャリア開発プログラム」である。キャリア・カウンセリングは勿論のこと、人生設計プランに関する活動などがそれに当たる。

第二節　産業カウンセリングの沿革

(1) アメリカにおけるカウンセリングの沿革

カウンセリングはアメリカが発祥の地であり、一般的には「相談」などと訳される。一九〇〇年初頭フラング・パーソンズの「丸い釘は丸い穴に」を合い言葉に進められた「職業指導運動」に端を発している。

それに加えて、エドワード・ソーンダイクらによって進められた「教育測定運動」も忘れてはならない。ソーンダイクを語る場合「すべて存在するものは量的に存在する。量的に存在するものはこれを測定することができる」という標語が有名だが、各種の測定等を通じて知能や技能を量的に表そうとしたところに特徴がある。

もうひとつ重要なのがクリフォード・ビアーズによる「精神衛生運動」である。この運動では自らのうつ病体験をもとに、全国精神衛生協会を設立、精神面における予防や治療に主眼をおいた活動を展開した。

この三つが合わさりカウンセリングの源流をなしているといわれ、産業現場とカウンセリングの結びつきがソーンダイクを中心に理解できよう。

なお産業カウンセリングを語る場合、忘れてならないのがウエスタン・エレクトリック社におけるホーソン工場での実験である。一九二〇年代から三〇年代にかけてハーバード大学のエルトン・メイヨー教授を中心に行われ、この結果はこれまでの科学的管理優先の風潮に一石を投じた。これは作業能率の向上等に関して、物理的な作業条件の改善などよりも、人間関係など従業員のメンタルな側面が重要であることを立証し「人間関係論」として一躍注目されるようになった。このホーソン工場ではそうした結果を受けて一九四〇年代に入り、常勤のカウンセラーを配置し、本格的な産業カウンセリング制度導入に踏み切ったのである。

(2) わが国における産業カウンセリングの沿革

次にわが国における産業カウンセリングの沿革について概観してみる。

わが国の企業においてカウンセラー制度が初めて導入されたのはNTTの前身にあたる日本電信電話公社であった。戦後間もない一九五〇年代初頭のことであり、これを皮切りに国際電信電話株式会社（現KDD）や、電機や造船、さらには銀行など金融機関が導入するようになり徐々に底辺を広げていった。

そうした中、一九五八年に「産業人事相談研究会」が立ち上がるなどして、高度成長期真っ只中の一九六〇年に日本産業カウンセラー協会が設立された。以降、日本産業カウンセラー協会は、産業カウンセリングの普及発展に大きく寄与し、一九七〇年には労働省（現厚生労働省）認可の社団法人となり今日を迎えている。その後、一九九二年には労働省より産業カウンセラー認定試験の技能審査が認められ、公的試験へと移行し、その後の発展はめざましいものがある。

更にそうした流れを受けて一九九六年には日本産業カウンセリング学会が設立され、協会の発展に即応して研究面でもその舞台は着実に整いつつある。

第三節　変わる産業構造と雇用環境

(1)　産業構造の変化を概観する

終戦後、早いものでもう半世紀が経過した。この間のわが国の産業の変豹ぶりにはすさまじいものがある。

敗戦のショックから脱して、昭和三〇年代以降、三種の神器（TV、洗濯機、冷蔵庫）に代表される、高度経済成長と称される他国も目を見張る経済発展。そして二度にわたるオイルショックを経験しつつも、土地と株に象徴されるバブル経済の演出。だがやがて、バブルは文字通り〝泡〟と消えて、平成不況という長いトンネルへ……そしてデフレ経済の様相を呈しながら新世紀を迎えた。二一世紀はこれまでの第二次産業中心から第三次産業中心へ……経済のサービス化が一段と加速する。それにつれて産業構造は勿論、雇用環境も大きく変わる。

ここで産業構造の変化という面からいくつかの特徴を拾ってみよう。

一つ目は経済のグローバル化、国際化の進展である。世界的規模での大競争時代に企業はいやがうえにも入らざるを得ない。規制緩和などもそのひとつの流れの中でおこったことといえるであろう。

二つ目は技術革新やネットワーク化の進展である。二一世紀はインターネットやマルチメディア、更にはバーチャルリアリティなどのシステムが組み込まれた社会になっていく。情報の活用の巧拙が企業の生き残りにとって極めて重要なファクターとなってくる。

三つ目はこれまで述べてきたように、いやおうなくこうした時代変化を受けて、幅広い角度からの事業の再構築が求められてくる。すると産業の高度化や構造の変化を上手に飲みこみ、情報化をうまく取りこみながら、世界市場に伍して闘う企業にどう変身していくかが求められる。となると、過去の延長線上での「改善」の感覚では生き残りが難しい。人事面も絡めた「改革」への挑戦が必要となってくる。

(2) 雇用環境の変化を概観する

こうした産業構造の変化は、雇用面にも大きく影響を与える。ここでは四点に絞りながらその変化について考えてみたい。

一つ目は組織や人的面から見ると、長年わが国の産業経済を支えてきた日本的雇用慣行の見直しが必要になってきたということである。「年功序列賃金」「終身雇用制」

「企業別組合」がそれであるが、とりわけ世界に類をみない高齢社会を背景に、これまでの労使の〝もたれあいの構図〟にメスが入れ始められ、年俸制の導入や人材の流動化に拍車がかかってくる。

二つ目は働く側の勤労観の変化についてである。例えばその現象のひとつがフリーターである。〝今日の雇用環境の厳しさから止むなくフリーターの道を〟という人も数多くいるが、逆に従来のようにひとつの会社に拘束されることへの疑問から、あえてその道を選んでいる若者も多い。前向きにフリーターを捉えているとすれば、まさにそのベースにあるのは勤労観の変化があればこそであろう。

三つ目は雇用形態の多様化である。これも勤労観の変化と切り離すことは出来ないが、その一方で、生き残りのためにそれを活用しようとする企業側の要請も後押ししている。人材派遣やアウトソーシング、転籍出向、サテライトオフィス等々、人材の流動化が当たり前になってきて、それにつれて働き方そのものも変化してきているといえる。

四つ目は女性の社会進出である。〝奥様〟に安住したくない女性の意識変化も勿論あるが、加えて情報化の進展や経済のサービス化によって、求められる〝労働の質〟が変わってきていることもその要因のひとつと言えよう。即ち、かつての〝筋肉労働〟

が影をひそめ、〝頭脳労働〟へと、産業現場に求められる働き手に対する要求が変わってきていることが大きい。

以上、雇用環境の変化について四点にまとめ概観してきた。これらについては今後はより一層、その色合いが鮮明になってくるものと思われる。良くも悪くも経済のグローバル化の影響もあって、欧米型の契約社会への移行はさらに進むこととなろう。となってくると、採用や雇用においても、従前のような〝人〟の雇用という側面よりも、むしろ、〝マンパワー〟から〝能力〟面へと変化し、個別的・自律的なものへと変わっていかざるを得ない。そこで企業は多くの選択肢の中から、どう人という財産を生かしていくか、又、そこに勤める従業員側は、どう自分の能力を高め売りこんでいくかが肝心なこととなる。

第四節　産業カウンセリングへの期待

(1)　これからの産業カウンセリングの必要性

「産業カウンセリング」とひと口で言うが、それは決して産業現場のみの単純な枠の中には納まらない。不登校などの教育問題を初め、離婚や介護などの家族に関すること、あるいは薬物などの犯罪関係等々、今日の多くの社会的な問題と密接な関わりあいを持っている。

労働省（現厚生労働省）が一九八八（昭和六三）年に労働安全衛生法の改定を行い〝心とからだの健康づくり運動〟をスローガンにＴＨＰ（Total Health Promotion Plan）をすすめることになったのもそのひとつの表れであろう。

ＴＨＰの主な内容は運動指導、心理相談、栄養指導、保健指導という四つの分野の専門スタッフが手を携え、健康測定とその結果に基づいて、労働者の心身両面からの健康保持増進を図ろうとするもので、メンタルヘルスケアを担当する心理相談担当者の役割が明確にうたわれている。

又、最近の動きとして労働省（現厚生労働省）がストレスによる「過労自殺」を労災として原則対応することにするなど、労働者に対するメンタルヘルスが極めて重要な社会問題として認識されつつあることが理解できる。

こうしたメンタルヘルスからの必要性に加えて、少子高齢化社会の到来や、勤労観の変化等を背景に、キャリア開発に向けたカウンセリングや、あるいは育成開発的側面の比重も大きくなってこよう。

更にはＳＯＨＯ（Small Office Home Office）や直行直帰の勤務体制、地域限定勤務制度の導入等、多様化する勤務形態の中で、自社なりに最も有効な人事制度をどう組んでいくか、働く側にとっても自分の生き方や働き方をどう職場で結実させていくかが大きな問題になり、それをうまくコーディネートする役割が必要になる。そうした点で今後要求されてくるのが産業現場におけるカウンセリングである。

今後はこれまで以上に、国際化や情報化の影響を受け、職場がドラスティックに変化していく可能性が大きい。こうした点を踏まえると雇用する側、される側の立場を超えて産業カウンセリングは社会的要請として高まってくることは間違いない。

(2) カウンセリングにおける三つの機能とその実践者

ところでわが国の場合、カウンセリングというととかくネガティブに捉えられがちである。筆者はメンタルヘルスの講演等の依頼を受けた時、時々受講者に尋ねる時がある。「カウンセリングの持つイメージを『明るい』『暗い』の二者択一で選んでみて下さい」……と。すると、多くは「暗い」という。この最大の要因は、これまでのカウンセリングの機能が、治療的側面のみに傾斜しすぎていたからではなかろうか？

うつ病や神経症など「精神的な問題での不適応に対する働き」である「治療的機能」はもちろん大切なことではある。だがどうだろう？　産業現場におけるカウンセリング機能として治療的機能が持つ役割は大きいといえるだろうか？　何故なら職場は健康人、あるいは半健康人といえる人達でチームを組んでひとつの会社を作っている。とすれば「治療的機能」については、必要であれば病院を紹介するなり、専門の精神科医や臨床心理士等に任せることの方が無難である。

職場におけるメンタルヘルスということで考えれば、むしろその発揮が求められるのは、そうならないために「ストレス予防など不適応を未然に防止する働き」である「予防的機能」や、今日の高齢社会を背景とするキャリア開発などの重要性から考えて、「人材育成や能力開発などを援助する働き」である「育成開発的機能」を強化していくことである。これが人と仕事を結びつけ、働き手としての仕事の持つ意義を倍加させていく。そのことにより、仕事が本来持つべき両輪である「仕事をこなすこと」と共に「自分を大きくすること」につながる。

そのためにも職場における産業カウンセリングの実践の主体は管理・監督者である。何故ならわが国で大きな比重を占める中小企業の多くは、カウンセリングルームなどを持つことが出来ず、専門カウンセラーを配置することができないからである。そうした企業実態を考慮に入れる時、リスナーとしての役割を多く持たなければならないのは経営管理者、とりわけ職場第一線で部下と接する管理・監督者といえるであろう。

第二章
産業カウンセリングの具体的展開

第一節　改めて「産業カウンセリング」とは？

(1)　求められる心の健康づくり

前述したように、カウンセリングは従前、精神的に病を持った人にその焦点を当てていたきらいがあった。即ち治療的機能を担う「治療的（治す）カウンセリング」である。これには精神科医や臨床心理士などが携わっている。

警察庁のまとめによると、一九九八（平成一〇）年から二〇〇〇（平成一二）年までの自殺者が、三年連続三万人を超えたという。しかも最近ではその原因・動機をみてみると「経済・生活問題」の自殺が多く占め、年齢層は四十歳代から五十歳代にかけての、まさに働き盛りの男性に自殺が多いという。なんとも痛ましい限りである。

こうした点を踏まえると、職場を、そうして悩む人達を保護しサポートする場所に変えていく必要性を痛感する。精神科医や臨床心理士等にお世話になる前に、職場に〝癒しの働き〟があるか否かは極めて重要なことである。

これは単に従業員個々の問題に帰すものではない。このように健康の保持増進の為の活動を行うことは、それに付随して様々なメリットが企業サイド側にも浮かび上がってくるからである。即ち、心の健康づくりを進めることは労働者のやる気向上にも結びついてくるし、職場内の心の交流が進められることにより、組織の活性化へともつながってゆくに違いない。

さらには長期的視点に立つと、企業活動におけるリスク回避にも役立つことになる。何故なら、それは労働者の欠勤を減少させると共に、前述した〝人間関係論〟にもみられるごとく、作業効率の向上にも寄与し、又、作業事故を防止することにもつながることなどが考えられるからに他ならない。

ところが実際にはどうであろうか？　厚生労働省では五年に一度の割合で「労働者健康状況調査」を行っている。平成九年の速報値によると「労働者の仕事でのストレス、心身の疲労は増加傾向」にあり、しかも「約四分の三の労働者が健康管理等で会社に期待している」にもかかわらず「健康づくりに取り組んでいる事業所は五割弱、心の健康対策では約四分の一」という調査結果になっており、産業現場における「心の健康づくり」が求められており、産業カウンセリングの果たす役割は今後益々大きくなってくると思われる。

心の健康づくり		
	セルフケア	労働者が自らが行う活動
	ラインによるケア	管理監督者が労働者のために行う活動
	事業場内産業保健スタッフ等によるケア	産業医や安全衛生担当者、産業カウンセラー等が労働者のために行う活動
	事業場外資源によるケア	地域産業保健センターなど事業場外のさまざまな機関が事業場に対して支援する活動

表1．事業場における心の健康づくり

(2) 心の健康づくりとますます重要になるラインの役割

平成一二年六月に労働省（現厚生労働省）の意向を受けて「労働者のメンタルヘルス対策に関する検討会」は、「労働の場における心の健康づくり対策について」として次のように報告している。まとめると〈表1〉のようになる。職場における心の健康づくりという点ではこの四点が必要になってこよう。

ところでこの中で日常的な産業現場の動きを念頭に入れる時、とりわけ重要になってくるのが「ラインによるケア」である。即ち管理監督者がどの位、心の健康づくりを重要視しているかが問われるのである。

「ラインによるケア」として非常に重要なのが「相談しやすい環境づくり」である。加えて、「労働者への常日頃からの配慮」も忘れてはならない。

同報告書には「ラインによるケアを推進するための

環境整備」として、「管理監督者への教育研修」の学ぶべき内容が次のように記されている。今後、産業カウンセリングを現場第一線で実践すべき立場にある人達にとって興味深いことが列記してあるのでふれておきたい。

○　ストレス及び心の健康づくりに関する基礎知識
○　ラインの役割及び心の健康問題に対する正しい知識
○　職場環境等の評価及び改善の方法
○　労働者からの相談の方法（話しの聞き方、情報提供及び助言の方法など）
○　心の健康問題を持つ復職者への支援方法
○　事業場内産業保健スタッフ等及び事業場外資源との連携
○　セルフケアの方法
○　事業場外の相談先及び事業場外資源に関する情報
○　心の健康づくり対策に関する事業場の方針
○　労働者のプライバシーへの配慮等
○　事業者の安全配慮義務

等である。

(3) 職場におけるカウンセリングが必要な時

心の健康づくりは、本来、日常的に意識をしながら行うことが大切である。出来る限り早めに部下の変化に気づき対策をうつことが求められる。

部下の変化に気づくポイントには二つある。ひとつは「他のメンバーと比較しどうか」という「集団からのズレ」と、もうひとつが「普段の彼（彼女）とは違う」というような「常態からのズレ」である。その為には次のような言動が表れた時に要注意である。

○ 表情や目に輝きがなくなった
○ 話す機会がめっきり減った
○ 遅刻、早退、欠勤が増えた
○ 服装などの乱れが目立つ
○ 仕事の能率が低下してきた
○ 毎朝、どうも酒臭い
○ 報告・連絡や相談事が減った
○ 普段と違う不自然な言動が目立つ

等々である。

こうした「集団からのズレ」や「常態からのズレ」がみられた時には、直接話を聞くなりの、いわゆるカウンセリング活動が必要になる。こうした部下や同僚の〝サインを読みとる能力〟は、まさに〝カウンセリングマインドを持つか持たないか〟にかかっている。

ここでそれに関する事例をひとつ紹介する。

ある運輸関係の会社で朝礼を行った時のことである。その際、身体に異常があるかどうかを、毎日、朝礼の当番になっている管理者が確認することになっている。一応、その場は「異常なし」ということで全員確認し、終わった。

ところが朝礼を終了し部屋を各人が出ようとした時、一人の男性が入ってきた。その会社で総務人事関係を担当している者である。その彼は気づいた。朝礼を受けた一人の社員の様子がどうもおかしい。顔色が冴えないのである。

そこで朝礼の司会をした管理者に尋ねた。「彼は大丈夫か？」……と。すると「異常なしと答えておりますので問題ないと思います」という返事が返ってきた。一応、管理者からそうした言葉はもらったものの、何故か気になる。そこで彼は顔色が悪かった男の後を追った。そして聞いた。彼は突然のお偉い方の登場に、なかなか口を開いてはくれなかったがやがて話しだした。彼には顔色の冴えない理由があったのである。曰く、父が病院に入院し、当初は年休を使いながら何とかその介護を行っていた。だが入院が予定より長引き、もう既に年休も使いきり、今は病院から出勤する時もあるのだという。

これを聞いた総務人事関係の彼は、朝礼を取り仕切った管理者にそのことを伝え、一方で叱った。「部下の言葉を耳で聞くだけなら誰でも出来る」……と。

まさに管理監督者がカウンセリングマインドを持つ必要性を教えている一例である。部下を預かる上司としては、このような部下の兆候をサインとして読みとり対応していくことが求められる。産業カウンセリングとはこのように産業カウンセラーなどの専門家のみが特別にやるものでは決してない。

(4) 「治すカウンセリング」より「育てるカウンセリング」へ

これまではどちらかというと「治すカウンセリング」を中心に話を進めてきた。だが、今日、ますます激変する社会環境や、高齢社会の高まり等の中で、さらには勤労観の変化を受けて、個々人のキャリア開発などに寄与する「育成開発的（育てる）カウンセリング」の持つ役割が大きくなってきている。

能力開発や自己啓発の援助はもちろんのこと、中でも今日、重要さを増してきているのがキャリア・カウンセリングである。平成一二年の国民生活白書でも「選職社会の実現」がテーマとしてとりあげられており、自己責任時代の到来とあいまって、キャリア・カウンセリングは産業カウンセリングの中でも重要な位置を占めつつある。〝どうキャリアを開発し、育成していくか〟ということは、その人自身の生き方にも直結するといってよく、まさに自己実現をどう図っていくかということでもある。

ここでキャリア・カウンセリングについての定義と、一般的な手順についてふれておきたい。

キャリア・カウンセリングについてわが国でその道のパイオニア的存在である筑波大学教授木村周は『キャリア・カウンセリング（社団法人雇用問題研究会発行）』の中で次のように定義づけている。

「キャリア・カウンセリングとは個人が進路や職業の選択、キャリア形成に関して、自己理解、情報の提供、職業紹介、キャリア形成などについて援助を受けることによって、より適切な選択の可能性を自ら開発するようにするための個別または集団によるカウンセリングである」……と。

この手順としては、おおまかには〈図1〉のようになる。

このようにマネジメント・サイクルといわれる「PLAN（計画）―DO（実行）

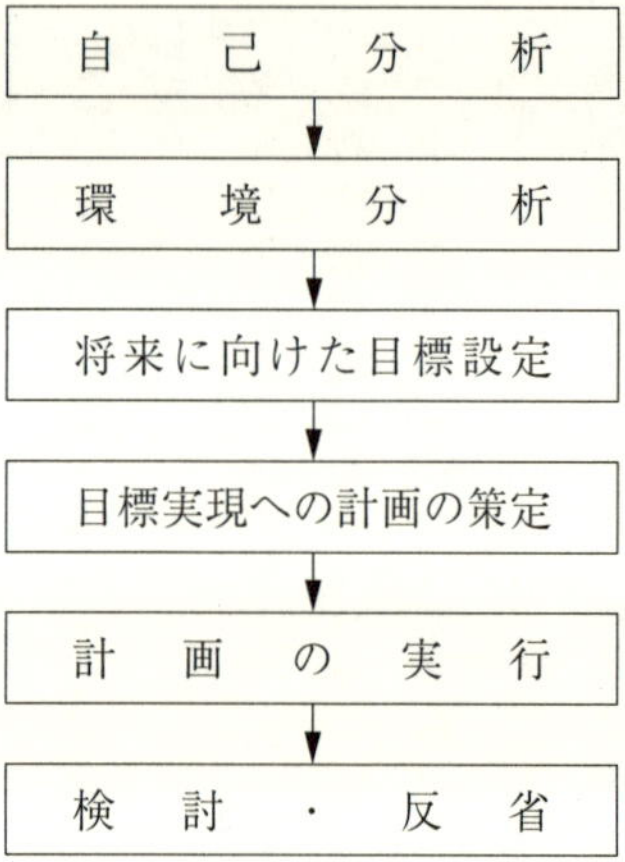

図1．キャリア・カウンセリングの流れ

—SEE（反省）—PLAN（計画）」の要領に添いながら、自分の描いたキャリアの実現に向け、向かっていくことになる。この一連の活動、とりわけ計画の策定の段階まで、産業カウンセリングは密接に結びついているといえる。カウンセリングとは、よく心理的側面での「アセスメント」と「介入」だといわれるが、この中で、どう上手にその役割をはたしていくかが問われている。

(5) カウンセリングとコーチングの相違

ところで最近、ビジネス界でカウンセリング同様にコーチングという言葉をよく耳にするようになった。管理監督者にとっては必須のスキルになりつつある。

ここで少しその言葉の整理をしておきたい。

まずはカウンセリングである。これは主として〝非指示的アプローチ〟で対応する。対話を通じて自らの内面に目を向けさせ、解決策を自分で考え、選択させるように援助することである。主に個人を対象とし、特に心理面で何らかの不健康状態を呈している場合に行われる。したがってカウンセリングの目的は「心理的安定」がその第一義的なものである。

これに対してコーチングは〝指示的・直接的アドバイス〟なども活用しながら相手の中に答えを自ら発見させ、問題解決に向けた障害を取り除く手助けをするということができる。したがって対象者としては、意識的にも前向きで、ある程度のレベルにあることが前提となる。目的としてはカウンセリングのように「心理的安定」も、もちろんあるが、それらに加えて社会面やビジネス面におけるスキルの向上も目的としている。

なおコーチングには「パーソナル・コーチング」と「ビジネス・コーチング」があるが、この内、前者はカウンセリングと同様な対象者を持つことがある。これに対して後者は個人を対象とする場合の他に、生産性向上などのように組織全体に働きかける場合もある。

(6) 心の健康づくりに向けた管理監督者としての留意点

以上、管理監督者を軸にして産業現場におけるカウンセリングについて概観してきた。この節の最後に、改めて、心の健康づくりにおいて果たすべき管理監督者の〝心の健康づくり〟に向けた役割を考え、その留意点として何点かまとめてみたい。

第一は職場のコミュニケーションをよくする工夫をすることである。企業は「チームでワークするところ」である。そのため、人間関係が大切である。裏返せば、その巧拙がストレスに結びつく。この要因を知り、正しく評価することが求められる。

第二は労働者個々に関心を持ち、観察を怠らないことである。その上で、必要ならば面談等を積極的に行い、早期における問題解決に努めることである。

第三はストレスの受けとめ方やその対処行動などについて画一的に考えないことである。即ち、個人差を念頭に入れ、仕事の与え方などについて工夫を凝らすことである。

第四は自らの対応出来る範囲を十二分に知って、必要に応じて専門的スタッフや外部機関などを上手に活用することである。

第五は、これまでも再三強調してきたが守秘義務を励行することである。自殺念慮等、特別な場合を除いて、知り得たプライバシーなどについては〝他言は無用であること〃をしっかりと肝に銘じておきたい。

こうした管理監督者の姿勢が更に信頼を生み、職場に〃心の健康づくり〃に向けた善循環構造が作られていく。そうした意味ではまさに管理監督者のあり方が職場を動かし、形づくっているともいえる。

第二節　産業カウンセリングにおけるステップと具体的対応

(1)　カウンセリングの準備段階

カウンセリングとは、主として一対一の対話を通して、部下の悩みや問題解決の援助をすることである。もっと別な言葉で言えば「対話を通して人を生（活）かしていくこと」ということもできる。

ところでこのカウンセリングであるが一般的には〈図2〉のようなプロセスを描く。

面談時間としては一般的には一時間前後が妥当である。回数としては問題の内容にもよるが、効率が求められる産業ということを考慮に入れると、三〜五回位を目安に行うとよい。（短いことにこしたことはないが……）面談の間隔としては一週間位をあけるとよいであろう。

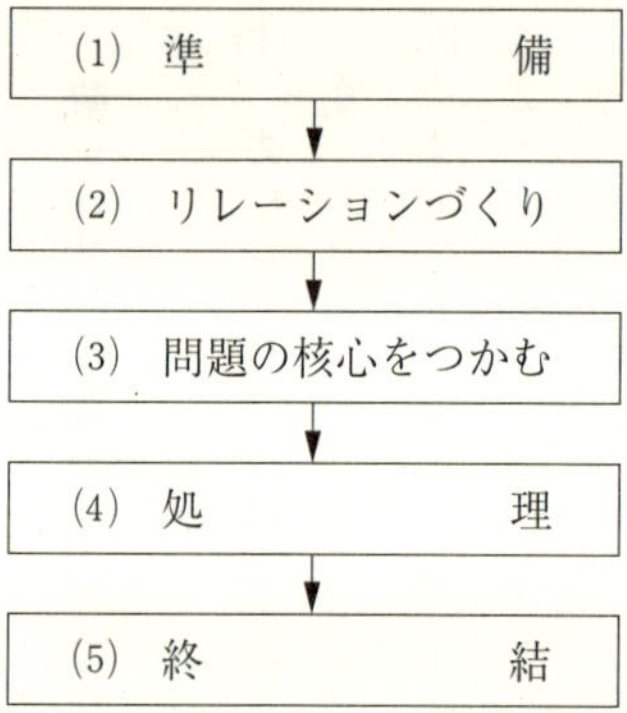

図2．カウンセリングの一般的なプロセス

まずは準備段階である。これはカウンセリングがどのような場所なり条件のもとで、しかもどのように行われるかということが大切である。

その為には行われる場所は「ホッと安心できる空間」であることが望ましい。例えば隣の部屋の声が聞こえるような環境で行ったり、人の出入りが多い場所では、どんなにカウンセラーが信用できても、なかなか本音を話しにくいものである。話しやすい場にする工夫が求められる。その意味でも、必要なら会社から離れて、ホテルの喫茶店等を活用するのもひとつの方法であろう。

又、座り方や机をはさむか否かでも、随分と雰囲気が変わるものであることを忘れないようにしたい。要はリラックスした雰囲気づくりをどうするかである。

次に迎える側のカウンセラーの対応である。挨拶や笑顔はもちろんのこと、ボディランゲージ（身体言語）にも心配りをしたい。表情に笑みを浮かべても、腕組みをし椅子に座って待っているようでは、相談者が「迎え入れられた」と感ずるには程遠い。ここでどう迎え入れるかは、次のステップである「リレーションづくり」にも大きく影響を与える。

そしてこれを進める前提として、カウンセリングの基本中の基本といえる「秘密を守る」ということが、どの位キチンとなされているかが問われる。とりわけ、産業カウンセリングの場合、とかくカウンセラー（相談を受ける者）とクライエント（相談をする者）とが、上下関係になる場合が多い。まさに上司が部下の悩みを聞く時などはそれに当たる。日頃、口が軽く慎重性に欠けるなどと思われている上司に「何を話してもよい」といわれても、そうやすやすと悩みなど言えるものではない。又、カウンセリング・ルームを設け専門カウンセラーを置いている場合も同じである。

他のカウンセリングも勿論だが、とかく横の関係よりも上下の関係になりやすい産業カウンセリングゆえ、特に十分に意をはらう必要がある。

(2) リレーションづくり

わが国では残念ながらまだカウンセリングの土壌がそう成熟しているとはいえない。カウンセリングに通うこと自体が色眼鏡で見られる……そうした雰囲気がまだどこかに残っている。

カウンセリングを受ける場合、自分の意思で訪れる場合と、他者を介して（即ち上司などの紹介）来る場合などのように、大きくは二つに別れる。ただその訪れ方に違いはあったとしても、カウンセリングを受ける土壌がまだ成熟していない中で、クライエントはかなりの勇気をもってカウンセリングを受けにきたはずである。

その意味で重要になるのが、そうした固い気持ちを解きほぐし、まずは互いの中によいリレーションづくりをどう行うことができるか、ということである。この段階で信頼や協力関係をどの程度築けるかによってカウンセリングの成否が決まってくる、といっても過言ではない。

ところでそのかかわり方として大切なことは「観察」と「応対」である。クライエントの身なりやふるまいなどを観察すると共に、聞き手として話しやすい雰囲気をどう作れるかである。

その為に大事なのが「受容」と「支持」である。「受容」とは好き嫌いや善悪など、自分の主観的な価値基準にとらわれることなく、とにかくクライエントのありのままを受け入れるということである。「支持」とは「なるほど」「そうですね」など相づちやうなずき等をいれながらクライエントの話に同調することである。

こうした点に配慮し「リレーションづくり」がうまく行われるか否かが問われる。

(3) 問題の核心をつかむ

「リレーションづくり」ができたら、いよいよ「問題の核心をつかむ」ステップへと進む。ここではどのようなやりとりをするか、とりわけ〝聞き方の技術〟が問われる。この巧拙がクライエントから信頼を得、問題解決がスムーズに進むか否かの分岐点になる。

ここでの対話技法としては、大きくは次の五つが考えられる。

第1点は「受容的傾聴」である。相手との中にラポール（「この人なら話してもよい」という関係）を築き、相づちやうなずきを交えながら、とにかく〝徹底して聞く〟ということである。この場合、とかく上司などがカウンセリングを行う場合に犯しやすい誤りは、悩んだ部下に対し、〝つい相手の役に立ち助言や指導をしたくなる〟ということである。〝余計なお世話〟をしがちになることである。「受容的傾聴」とは、クライエントの考え方や気持ち、更には発言などを邪魔しないということであることを肝に銘じておく必要がある。

第2点は「繰り返し」である。これはクライエントの話がひと区切りついたところで、そのキーポイントをまとめ、自分の言葉で返す、即ちフィードバックするということである。例えば「あなたの気持ちは○○なのですね」などの会話がそれに当たる。

第3点は「明確化」である。これはクライエントが語った言葉や態度などから、その人の内面を明確化していくことをいう。例えば「あなたは○○したい（したくない）のではありませんか？」というように、聞き手の側がクライエントの鏡になり返していくことにより、クライエントの自己理解や自己洞察が深まっていく。

第4点は「要約」である。これは文字通り、クライエントが語ったことの要点を聞き手の言葉でまとめ返してあげることである。「これまでの話を要約しますと○○と△△ということですね」などがそれに当たる。こうすることで話し手の中で、より問題を明瞭にすることが出来る。

第5点は「質問」である。カウンセリングの場においては、この質問の仕方次第で、対話が深まることにつながる場合もあるし、逆に場違いの質問を投げかけ、相手をシラケさせてしまう場合もあるので要注意である。「そこのところをもう少し詳しく聞かせて頂けますか?」というように、質問をうまく活用することにより相手の自己理解や自己洞察を助けることにつながる。

なおこの質問の仕方には「閉ざされた質問」と「開かれた質問」の二つがある。前者は「クローズド・クエスチョン」とも呼ばれ「ハイ」か「イイエ」、あるいはひと言で答えられるような質問のことである。「お困りのようですね」「今の仕事につかれて何年になりますか?」などがこれに当たる。後者は「オープン・クエスチョン」とも呼ばれる。「お困りの内容を聞かせて頂けますか?」という質問のように、クライエントが自分の感情などについて自由に答えられる質問のことである。この両者には一長一短がある。ただカウンセリングということから考えれば自分の心情を吐露できる後者の質問の仕方がよいのではなかろうか?

(4) 処置

問題の核心をつかんだら、次はいよいよ「処置」の段階へと進む。

ここでは実際の産業現場で行われているいくつかの手法を中心に、カウンセリングマインドを適用したその処理について考えてみる。

(1) ケースワーク

仕事に悩み落ち込んでいる時に、〝休暇を与えて旅行させる〟とか、仕事で失敗しそれを理由に対人関係で苦しんでいる時に、〝配置転換や転勤などをさせる〟などの例がこれに当たる。主には個人そのものより、環境を変えるなどして問題解決を図ることである。

(2) 情報提供

部下や仕事仲間などの中には、情報不足ゆえに悩みや問題を抱えている場合も多い。例えば多重債務であなたの所に相談にきたと仮定しよう。その場合、個人版の民事再生法を知らないとしたら、それを情報として提供し〝どうするか?〟の選択肢に加えるなどがこれに当たる。

(3) 助言法

いわゆる問題解決のためのアドバイスをすることである。どちらかというとカウンセリングというよりむしろコンサルティーションに近いということができる。仕事のやり方がわからず困っている部下が相談にきた場合に、自分の経験なども交えて問題解決の示唆を与えることである。ただその場合「どういうやり方があるか一緒に考えてみよう」などとクライエント自身が解決策をみい出すよう導いていくとよい。

(4)　スーパービジョン

これは技術の不足などのスキルアップに役立つ。例えば電話のかけ方がまずいとする。その場合にマンツーマンを基本に「こういうようにやってみるとどうだろう」というように、実際にカウンセラー側がやってみせるなどがその例である。こうした一対一の他に、ある程度の人数をまとめて行う、集合スーパービジョンもある。

(5)　強化法

心理学的に〝強化〟というのは、ほめたり励ましたりしながら行動を援助し問題を解決することである。よいことをしたら報酬を与えたりするのが好例である。なお、強化法には段階的にステップアップする度にほめていく〝シェービング〟という方法もある。後述する第四章でのＨマネージャーの事例などはこれに当たる。

(6)　指示法

新入社員や新たな業務につく場合、仕事のやり方がまったくわからず悩みを抱えるケースも多い。そうした場合、具体的な〝5W1H法〟などを用いて具体的方法について指示することである。ここでいう〝5W1H〟とは仕事をするに当たっての定石ともいえるもので「What（何を）」「When（いつ、いつまでに）」「Who（誰が、誰と）」「Where（どこで、どこへ）」「Why（なぜ、どのような理由で）」「How（どのような方法で）」の各々の頭文字をとってこう読んでいる。こうして具体的に指示を与えることにより、新入社員の持つ不安な気持ちが薄らいでくる。

(7)　自己説得法

律儀で真面目な人に限って陥りやすいひとつの落とし穴がある。それは「～ねばならない」「～すべきである」などというように、思いこみが激しいが故に、自分自身を苦しめることにつながっている例である。こうした考え方を後述する論理療法では非論理的信条（irrational belief）といい、この考え方を論理的信条（rational belief）に変えることで悩みなどを解消させることが可能となる。例えば「課長なんだから後ろ指を指されない言動をせねばならない」という考えを「課長だって一人の人間……絶対などありえないのだから後指をさされない言動をするにこしたことはない」などとすることで、気持ちが楽になるものである。

⑻　契約法

遅刻を頻繁に繰り返す部下がいたと仮定しよう。その場合に「これから一ヶ月間は遅刻をしない」などと契約を結び、それに反した場合の約束事も決め、ルールを守ることによりその行動変化を促すことである。

⑼　対決法

カウンセリングを進めていく場合、時としてどうしても自分の感情を率直に伝えたり、あるいは言動の矛盾をついたりすることが必要な場合がある。そしてどちらがクライエントの望むことなのかを尋ねてみるなどがこれで、後述する事例におけるM社長の場合がこれに当たる。

⑽　具申

カウンセリングの基本は一対一の対話によって行なわれる。とはいえ、個人の問題が組織と密接に関連があり、何としても上司に具申しなければならないことも起こってくる。例えばある従業員から「新店舗出店に際して開店間近にもかかわらず、会社の方から何ら具体例が示されずに悩んでいる」という相談があったとする。その場合、カウンセラーとしてその声をどう聞くかにもよるが、そこにそれなりの理由を認めたとしたら、組織の長に意見具申をすることも必要である。

⑾　リファー

リファーとはReferと書く。即ち〝他に依頼する〟ということである。「管理・監督者はカウンセリングマインドを持て」といわれても、専門家ではないので精神的疾患の者を預けられては手に負えないのは当たり前のことである。クライエントにその疑いを感じたら精神科医などに紹介するなどがそれである。

なお、その他にもリファーする要因としては、例えば時間的問題で自分がアプローチするのが難しいとか、あるいは法律が絡み、かなり専門性が高い場合等がある。

その為にカウンセリングを行う側としては、リファー先をより多く持っていることがクライエントの援助に結びつく。産業カウンセリングを行う場合に、心にとめておく必要がある。

(5) 終結

カウンセリングをどのように終結させていくか……これもまた大事なことである。まず〝どのような時に終結を考えるべきか〟ということであるが、これまで〝他人〟が主語であったのが〝自分〟が主語に変わり、ありのままの自分を受け入れるようになってきたとか、あるいは将来に向けて今問題としていること（例：部下に指示・命令がおとせない）に対して何らかの行動を起こした時（例：新入社員のS子に指示・命令がおとせた）などは終結に近いといえるだろう。

そこで終結の仕方をどうするかということであるが、いくつかの方法が考えられる。「今月中で終結することを目標にしよう」というような予告をするというやり方もあるし、あるいは面接における間隔を徐々に広げていくというやり方もある。さらにはカウンセラーなしでどの位、抱えている問題に対して自分が独力で対処できるか、を試すために一時中断するという方法もある。

ただどちらにしても終結をするということは、抱えてきた問題に独力で向きあえるということであり、そのことを念頭において時期と方法を考えていくようにしたいものである。

第三章

主な理論・技法等を職場に生かす

第一節　主な理論・技法とその実際

(1)　来談者中心療法とその実際

来談者中心療法とは自己理論に基づく面接法であり、わが国のカウンセリング界に大きな影響を与えたカール・ロジャーズが提唱したものである。この理論のベースにあるのは「人間は自己実現に向かう有機体である」という人間観である。この為、自己概念、即ち「自分は○○である」とする自己と、現実で経験した心理的な不一致を解消し、洞察を深める中で「あるがままの自分」に気づき、それを受け入れることに主眼を置いている。

そのポイントは三つ……「受容」「共感」「自己一致」である。「受容」とはクライエントに対して「無条件の肯定的態度で接すること」である。「共感」とはクライエントに対し外側から接するのではなく、悩みなどについて共感しながら共に考えていこうとする姿勢をいう。「自己一致」とはカウンセリングを行う者が偽りのないありのままの「純粋」な態度で接するということである。

このために五つの技法（受容・繰り返し・明確化・支持・リード＝質問）を面接に

活用する。その結果、クライエント自身の自己洞察を深め、結果として自己概念を変えていくことにより、経験との不一致が解消されることにつながる。

産業現場における実際の例としては次のようなことがある。社員Aは「自分は営業センスが他より秀でている」という自己概念を持っていると仮定しよう。ところが現実には一年も経たない営業マンでさえセールス可能な箇所も、容易に成果に結びつかないという現実がある。この社員Aの中で起こっているパーソナリティの不一致をなくそうとする場合に、先述した三つのポイントをベースに、五つの技法を活用しながら、クライエントがありのままの自分をみることができる、受け入れることができるようにすることである。この理論はしたがって、相談者とクライエントの中にどう信頼関係が築けるかが求められており、時として、その事が「うんうん」「ハーハー」に代表されるように母性原理一辺倒に流されがちとなる傾向がある。家庭・学校・会社……いわゆる組織といわれる中においては母性原理（「癒し」の機能）と、その一方では父性原理（「しつけ」の機能）の両面が求められる。そのバランスをどうとりながらカウンセリングを展開していくか……特に産業現場においては重要である。

(2) 行動療法とその実際

行動療法では「人間の行動はすべて後天的な学習の結果である」とする考え方に基づいている。したがって神経症などにしても、それは不適切に学習をされた結果にすぎず適切な学習をすることによって問題行動を解決できるとするものである。

なおこの行動療法には三つの技法がある。ひとつは「レスポンデント条件付け」といわれるもので、パブロフの犬を使った実験での唾液分泌の例が有名である。この特徴は〝刺激〟がまずあって〝反応〟がその後にでてくるということである。行動療法はしたがって不安や恐怖をとり除くのに有効である。不安を抱えている人に、自立訓練法などリラクゼーション反応を学習させるなどして不安などを徐々に取り除いていくなどがそれに当たる。

ふたつは「オペラント条件づけ」である。これは先程の「レスポンデント条件づけ」とは逆に〝反応〟がまずあって〝刺激〟が後からついてくるとするものである。このためによく用いられるのが強化法である。強化とはわかり易くいえば問題行動が解決された段階で、ほめたり賞を与えたりすることである。

単純な例であるが、なかなか人前で話ができなかった社員Bがいたとしよう。彼に朝礼で何かの話題を与え話をさせた。うまくいったら全員で拍手をし「ホラ……出来たじゃないか」とほめてあげる。人間はほめられると悪い気はしない。逆にもっと頑張ろうと思う。うまくいったら昇給や昇進をさせるなど、日常的に産業現場においても随分と活用されているのではなかろうか？　なお、こうしてほめたり賞を与えたりするのを「正の強化因子」というが、その一方で「負の強化因子」というのもある。逆に叱ったり、罰を与えたりすることである。だが人の成長などを考えた場合、前者がより有効であろう。

みっつ目は「認知理論」である。これまでの二つが外に表れた行動に軸足を置いているのに対し、認知……即ち〝ものの見方や考え方〟に重点を置いたもので、その代表例がモデリング法である。

例えばプレゼンテーションの練習を社内でしていると仮定しよう。自分はそれ程問題がないと思っていたが、ある他者のプレゼンテーションを行っているのを見て、自分のプレゼンテーションの癖に気づき、そこから修正を図ろうとするなどがそれに当たる。

(3) 論理療法とその実際

人間はとかく完璧を求めるものである。完璧を求めるがゆえに自分自身をさらに追いつめ苦しくしているなどということは日常的によくある。そうした点に着目したのがアルバート・エリスである。

アルバート・エリスは人間が悩みを持つ原因は〝出来事そのもの〟にあるのではなく、〝その出来事をどう捉えるか〟という、受け取り方にあるのだとするものである。

この論理療法はよくA―B―C理論とか、あるいはA―B―C―D―E理論などとも称されている。AとはActivating Eventのことであり、起きた問題の事実、出来事を指す。BとはBeliefのことで各人が持つ信条のことである。CとはConsequence、結果としての感情のことをいう。

ここでひとつの例を出して考えてみよう。

ある営業課の社員Cの場合である。営業の仕事であるから結果で評価されることが多い。その彼がとても残念なことに今年度の自分自身の売り上げ目標が九〇%しかいかなかったと仮定して考えてみる。するとこの論理療法を活用すると次のようになる。

〈例：C社員の信条の持ち方〉

A……売り上げ目標に対して九〇％の成績に終わった。

B……たまには九〇％だってあるさ　→　目標を一〇〇％達成せねばならない

C……ちょっと悲しいがこの次頑張れば……。　→　自分の人生は真っ暗だ。この会社にはおれない。

この図を見てもわかるように、「九〇％の成績に終わった」とするA（出来事）は同じなのに、C（結果に対する感情）はまるっきり違うことが理解できる。そこでこの明暗を分けているのが、実はそこに介在するB（信条）の存在である。下壇の「目標を一〇〇％達成せねばならない」とするのをirrational belief（非論理的信条＝おかしな受け止め方）という。もう一方、上壇の流れ……「たまには九〇％だってあるさ」とする考え方をrational belief（論理的信条＝まともな受け止め方）という。この物事の受け止め方次第で、住む世界が変わってくる。即ち、論理療法は、こうした下壇のBのように、諸悪の根源は非論理的な思いこみや考え方にあるとするものである。

「心の風邪」と称されるうつ症状を呈する者が職場の中で増えつつある。実はこうした人の多くが、自分の中にある非論理的信条にその原因がある場合が多い。又、とかく経営者や管理者の多くもこの「～せねばならない」「～すべきである」という考え方を持ちがちである。その為にもこの論理療法は産業現場においても、使うケースが多くあるであろう。なお、先程、ふれなかったがDとはDispute、論駁の意味であり、EはEffect、即ち効果を現す。

この論理療法は多くのカウンセリング手法の中でも、極めて説得的な感が強いが、認知—感情—行動を通して、自分や他者を振り返るのに役立つことも多い。

(4) 交流分析とその実際

交流分析は「口語体の心理学」などと称され産業現場においては広く活用されている。交流分析はTransactional Analysis、略してTAとも呼ばれている。アメリカの精神科医エリック・バーンによって開発された精神療法である。内容的には自我を知る為に役立つ「自我状態の分析」や、他者と交流するときの「やりとり分析」、さらには幼少期からどのように自分自身が親との関わりの中で作られていったか、という「脚本分析」など、その内容は幅広い。

エリック・バーンの考え方には「人は誰でもOKである」「誰もが考える能力を持

つ」「人は自分の運命を決めその決定を変えることができる」がベースにある。

ここで内容の詳細にふみこむ余裕はないが、交流分析は自己への気づきと共に、豊かな人間関係を目指すという意味でおおいに参考になる。ＴＡでいう五つの心（ＣＰ：支配的な親、ＮＰ：養育的な親、Ａ：大人、ＦＣ：自由な子ども、ＡＣ：適応した子ども）が、どのように発揮されているか、さらには「今、ここ」の気づきを大切にし、必要であればその自我状態をどう改善していくかなどを考えるのに役立つ。

例をだして考えてみよう。ある企業で入社三年目のＤ子がどうも自分勝手で困るという。そこでよく自己の振り返りの為に活用されるＴＡにおけるひとつの手法の、エゴグラムを活用したとしよう。すると彼女の自我状態は極端に〝ＦＣ：自由な子ども〟が高く、その一方で〝ＡＣ：適応した子ども〟が低いという結果が出た。この自我状態をどうみるかから、彼女とのカウンセリングが始まるわけである。対話の中でＤ子の気づきを大切にしながら、困っているとすれば〝ならどうするか？〟も彼女と一緒に考えていく。

この交流分析はどちらかというとノンクリニカルな分野で、日常の生活場面における自己改善や、コミュニケーションのとり方などについて参考になることも多く、健康人を主たる対象とする産業カウンセリングにおいて、精神分析の口語版として今後も広がっていくことが予想される。

(5) 家族療法とその実際

企業人の活動の源は家族である。その家族が機能不全に陥ったりしていると仕事に身が入らなくなるのも当たり前といえば当たり前である。又、先述したように年間三万人を超える自殺者がいたとしても、周囲の家族の対応の仕方によっては随分とその数は減少したかも知れない。

家族療法はカウンセリングの多くが一人の人を対象としているのに対し、その家族を対象に行う心理療法である。この家族療法のひとつの特徴を表しているのが相談に来る者の呼び名にも表れている。普通カウンセリングでは治療対象となる個人をクライエント（client）、即ち「患者」と称しているが、家族療法ではこれをＩＰと称している。ＩＰとはIdentified Patient、「患者としてみなされた人」という意味である。もし子供が不登校になったとしたら、それは家族の問題がその子に表れたとする考え方である。したがって個人に対するアプローチではなく、むしろ夫婦や家族の関係性に焦点を当てるというところに特徴がある。家族というシステムに視点を向ける訳である。

例で示すと次のようなことが考えられる。E社長は介護福祉関係の会社を経営していた。だが以前から軽いうつ病の為に病院通いをしていた。ところがこうした状態にもかかわらず、ますます高まる高齢社会を受けて、これまでの個人企業から法人化への道を歩んだ。

個人企業から法人企業に衣替えはしたものの、E社長にとってはそれが気持ち的に重荷になって仕方がない。聞くところによると、どうも法人化したのには専務である妻の意向が大きく働いているようである。そこでE社長と専務である妻を呼んでの面談になる。面談を重ねてみると、この夫婦は結婚した時点から、互いの価値観の違いから相当な葛藤があった事がうかがえる。

このように二人揃っての面談やら、個々での面談を繰り返す中で、妻である専務にありがちな「頑張れ！」という声が、E社長にはとても重い現実になっているのがわかる。そこでそうした現実を認識してもらい、まずは社長の気持ちを楽にさせてあげることが大切である。その為家族の中で、あるいは会社の中で考えられることはないかを共に考えながら対処し少しずつ快方に向かっていった、などがその例である。

この家族療法は先述したように他の療法と違いシステム論である。組織はシステムで動いている。とすれば企業も同じである。したがってこの家族療法の考え方は企業においても非常に参考になることが多い。個々の問題に見えても、実はシステム全体をどうするかということでなければ問題が解決しない場合も多い。そのような場合にこの家族療法は産業カウンセリングとしてはもちろんのこと、幅広く活用することが可能であろう。

第二節　その他の各種技法等を活用して

(1) 積極的傾聴を組織に生かす

積極的傾聴はカウンセリングの基本である。この節では療法という固い考え方から離れ、少し別な角度から〝カウンセリング技法を活用して〟という幅広い視点に立って考えてみたい。

私は産業カウンセラーとして第三者として企業と関わりを持っている。社内、社外における、各々のカウンセリングについてのメリット、デメリットについては第五章で詳述するが、その第三者であるがゆえのメリットを活用しよく使う手法がある。

例えば企業側から何らかの診断を依頼されたとする。そうした時によく活用するのが、個人面談である。何も知らない企業を訪れまずは予備調査を行う訳であるが、こ

面接年月日　平成　　年　　月　　日　氏名　　　　　　　　年齢　　歳

入社年月	S・H　　年　　月	在職期間　　年　　月	職名	
企業選択動機				
職能経過				
現在の職能観				
嬉しかった事 悔しかった事				
職場の人間関係				
業務を進める際の問題点				
将来の企業観				
自己啓発計画				
特記事項				

図1．個人面談表

組　　織

- 就業規則が明確でなく、慣習に従っている。
- 部門間の情報交流の場がない。
- 会議・ミーティングが行われず、成りゆきまかせの生産販売体制である。
- 業務分掌が明確でなく、指揮命令系統ができていない。組織図がない。
- 役員の大半が親族であり、活力を失っている。
- トップダウンでもなくボトムアップでもない。誰が将来の方向性や基本方針の決定を行うのか不明。
- 役員会議がなく(定期的な)役員間での情報の交換が行われていない。情報の共有化ができていない。
- 販売体制が甘く、年々地元での販売力が低下している。
- 生産計画、納期管理、品質管理がシステム化されておらず、個々の従業員に任せてしまっている。
- 組織が旧態依然のままで何ら手を加えられていない。

組織図と職務分掌づくり
指揮命令系統づくり

生産業務
高品質、ローコスト生産。生産計画を立てる。TQC。

販売業務
営業力の強化
顧客ニーズの把握

人事・労務

- トップ層に意識の甘さがある。
- 従業員の高齢化が相当進んでいる。若手の社員が極端に少ない。
- 部門間の人事異動がなく活力が低下している。
- 採用、教育システムがなく、新しい人材の確保ができない。人材が集まらない。
- 人事考課、待遇の評価基準がなく、労働意欲を減少させる。
- 高齢者が多いことで、現状を変革しようと思ってもなかなか進まない。
- 研究開発部門を持たないため、昔ながらの生産しかできない。
- 福利厚生施設や、オフィス環境は現状にそぐわないものになっている。

採用・教育
採用活動の強化
教育訓練

評価・待遇・人事
業務、評価基準、昇給
昇進、配置転換

働きやすい職場
安全な職場、快適なオフィス、福利厚生施設

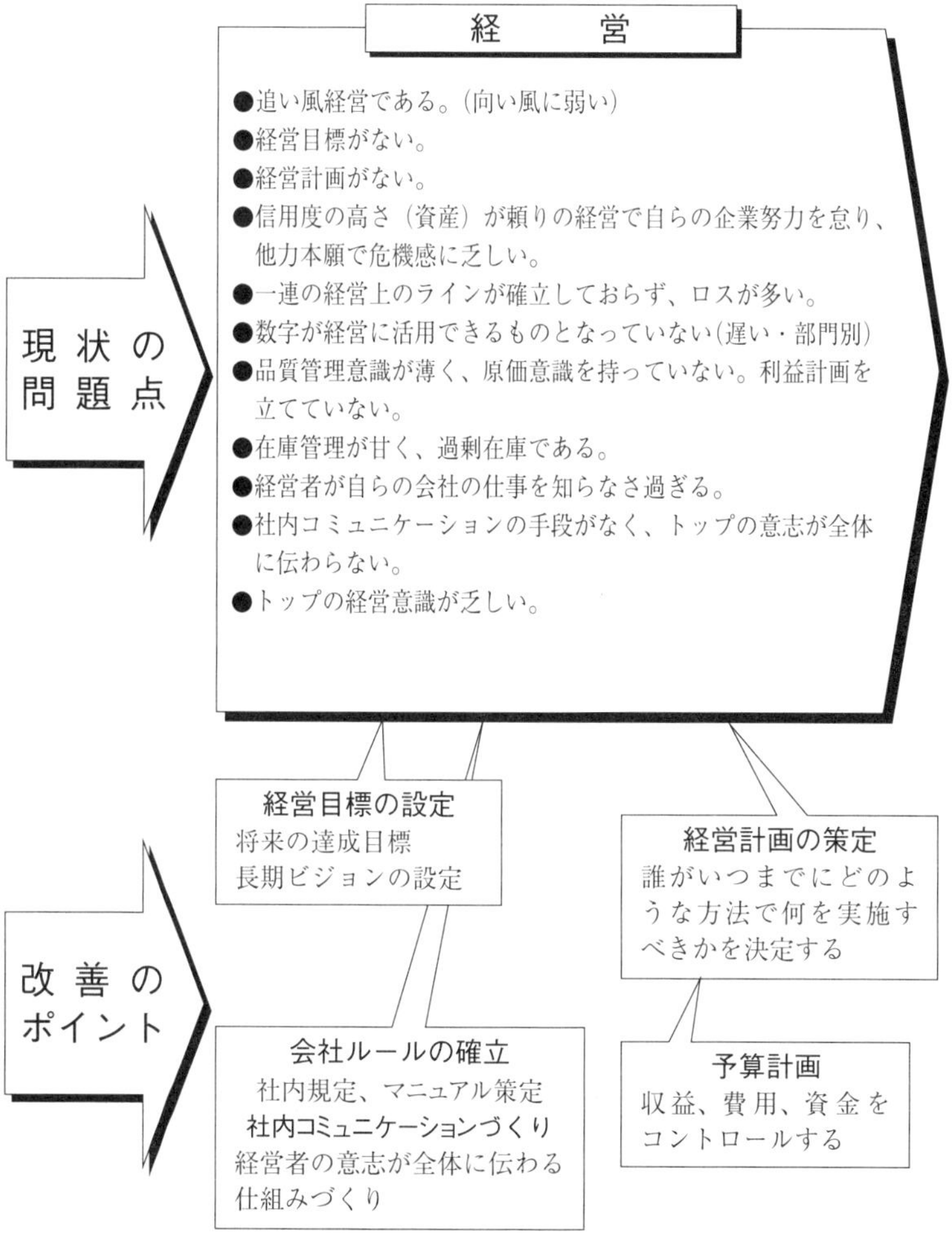
経　　営
●追い風経営である。(向い風に弱い)
●経営目標がない。
●経営計画がない。
●信用度の高さ（資産）が頼りの経営で自らの企業努力を怠り、他力本願で危機感に乏しい。
●一連の経営上のラインが確立しておらず、ロスが多い。
●数字が経営に活用できるものとなっていない(遅い・部門別)
●品質管理意識が薄く、原価意識を持っていない。利益計画を立てていない。
●在庫管理が甘く、過剰在庫である。
●経営者が自らの会社の仕事を知らなさ過ぎる。
●社内コミュニケーションの手段がなく、トップの意志が全体に伝わらない。
●トップの経営意識が乏しい。
現状の問題点
改善のポイント
経営目標の設定
将来の達成目標
長期ビジョンの設定
経営計画の策定
誰がいつまでにどのような方法で何を実施すべきかを決定する
会社ルールの確立
社内規定、マニュアル策定
社内コミュニケーションづくり
経営者の意志が全体に伝わる仕組みづくり
予算計画
収益、費用、資金をコントロールする

図2．S社の個別面談における問題点と改善のポイント

の段階で積極的に個別面談を実施する。その際に活用するシートは〈図1〉のようなものである。

どのように行うか？　自分の場合にはまずは組織の下位層から徐々に上位層へと進めていく。即ち最初はまず一般社員、次に主任・監督者クラス、その次は管理職というように進めていき、最後は社長の登壇となる。普通は社長のトップから徐々に下位層へと進んで行くのであろうが私はあえてそれをやらない。何故なら、組織という、とりわけ企業という上下関係が明確になっている所では、最後はいやが上にも上位者の意向が働くからである。

さらには、下位層が提起した問題を上司がどう捉えているか、という比較もその過程を通じて可能となる等々の理由による。

ここにそうした一巡をし終わり、まとめた報告書の一部を例示しよう〈図2参照〉。たった一回の個別面談にも関わらず「現状の問題点」と「改善のポイント」が把握されているのが理解できよう。積極的傾聴がなしうる技である。

これを企業に例示し、職場討論の材料として活用すると共に、特にトップ層とは「改善のポイント」について、重要度、緊急度にそって検討を行い、何から先に手をつけ改善していくか等々についてつめていき、具体的な取り組みへと進んでいく。

なお、取り組みの途中に、必要であれば半年か、一年間隔で、どの位、改善されているか、あるいは真の問題点の解決につながったか等について改めて個別面談を実施する。

これらは社内においても当然なされるべきことではあるが、〃第三者ゆえに〃というのがみそである。第三者だからこそ本音が引き出せるというメリットがある。これを最大限に生かす訳である。

ところでこうして進めていくと、企業にとっては頭の痛い現実に、実際にぶつかることも多い。そのひとつがトップである社長が〃裸の王様〃になっている現実を知ることがあるということである。この企業ではないがある時、下位層から例によって上位層へと面談を進め、最後は社長との面談になった。すると、社長としてはどういうことが問題になっているかが非常に気になる。ほとんどの社長がまずはこう尋ねる。

「先生……どういう問題があがっておりましたか？」

ただ、私はその時には社長には即答しない。逆に社長に聞く。

「それよりも社長。今、こうして部下との面談を行ってきて、どのようなことが社員の中で問題としてあがっていたと思いますか？　それを三点……聞かせて頂けますか？」

すると社長は答える。A、B、C……と。

ところがである。この社長が答えた三つの問題点の内、一つは合っていたものの、残りの二つは違っており、その二つとはまさに社長のプライベートに関する問題が社内で大きく広がっていたのである。

それをカウンセラーとして筆者は率直にまとめて返してあげた。社長にとってはまさかの世界であり、かなりショックのようであった。この後、この社長は何日か旅行に出かけ、心の整理をして、以降、改めておつきあいをさせて頂いたことがあった。このように積極的傾聴を生かす場はまだまだ多くあり、産業カウンセリングというからには、このように一対一の対話という枠に閉じこもることなく、もっと幅広い角度からのアプローチも手がけたいものである。人事管理面も含めて、今後はますますそれが求められてくるであろう。

(2) フォロー面談・退職面談の実施

これまで第三者のカウンセラーとして組織とどう関わってきたかについて、その一例を示し考えてきた。ここでは組織というより労働者個々への関わり方について探ってみたい。

私は自分なりに自らの役割は自覚しているつもりである。即ち「治療的機能」については自分の手には負えない。というより、正確にいうとあまり手を染めない方が正解と思っている。したがって専門家にリファーする。となると、産業カウンセリングの働きの中で残された役割は二つである。ひとつは働く者のこころの健康づくりに向けた「予防的機能」であり、もうひとつが「育成開発的機能」である。とりわけその中でも後者は自分なりに最大限に腕の振るえるフィールドである。

そうしたこともあり年度当初は、結構日程的にキツイ時期のひとつである。何故なら新入社員研修等で企業のお手伝いをさせて頂くことが多いからである。

そのような場合、私は出来る限りお世話になった企業との意向が一致すれば、新入社員が入社し、三ヶ月から六ヶ月の間にフォロー面談をさせて頂く。これを行う理由は大きくは二つある。ひとつはこの時期が入社してひとつの壁にぶつかりやすい時期であるからに他ならない。その気持ちを第三者として聞く訳である。うまく職場になじんでいる者に対しては、〝よく頑張った〟と強化法を使いほめてあげる。その上で一緒になり、今後より素敵な自分になるための改善策を探ったりする。

逆に職場に残念ながらなじめず悩んでいる者に対しては、その悩む気持ちに寄り添い〝何故なじめなかったか〟などについて一緒に考える。こうすることで随分と気持ちが楽になるようである。

フォロー面談をする二つめの目的は、その面談の中から、企業の、あるいは業務についての問題点を把握するためである。というのは、これはいたしかたない事ではあるが、どうも経験が長く、ベテランになればなるほど〝会社はこんなもの〟〝業務はこんなもの〟と流されがちになり問題点がみえにくくなるものである。ところが新入社員には幸いそれがない。純粋な目で自分の入社した会社や、自分が就いた業務について真っ正面から向かうことになり、年期の入ったベテランにはない役割を期待できる。

そしてもし必要であればそれを第三者として聞いて、企業にフィードバックしていくことも可能となる。

このような目的からフォロー面談を第三者として積極的に進めているが、これは社内においても行うことは十分可能であろう。誰がその役を担うかは別にして、産業カウンセリングのひとつとしてぜひ取り組んでみたいものである。

ところで、こうしたフォロー面談を行う一方で、私は第三者として退職面談も積極的にとり入れるようにしている。長年、企業のために尽力をしてきた社員が辞めるということはある意味では寂しいことではある。だが人材の流動化にますます拍車がかかる今日、もはやそれは避けて通ることのできない道であるともいえる。問題はその〝辞める〟ということを今後の企業経営の中にどう財産として生かしていけるかどうかである。

その為私は、お世話になっている企業の労働者が、「退職をする」という声を聞いたらよく面談をさせて頂く。それは先程のフォロー面談のネライとも重なるが、退職をすると決めた本当の理由を知ることにより、それを企業の改善のために役立たせることが可能だからである。サラリーマンゆえに社内にいる時は、我慢し仕方なく勤めている。その為、上下関係の中でなかなか本音をいえないのだが、いざ辞めるとなると話が違う。一気に過去の泥臭い部分を吐き出す者もいる。そこに改善のヒントがあるとしたら、これからの企業経営に生かさない手はない。第三者の産業カウンセラーとしてそれを斟酌し、必要なら会社側に情報をフィードバックし、企業トップとその改善策について話し合う。

又、退職面談におけるもうひとつのネライは、その退職予定者本人が望むのであればキャリア・カウンセリングも同時に行う。その時点で職が既に決まっている者、決まっていない者、あるいはどうするかと悩んでいる者などその態様は様々である。こうした退職面談をすることによって企業には勿論、退職予定者本人にも役立つことが出来れば、という思いからである。

この退職面談も私は第三者としての関わりの中で進めているが、社内においてもやり方によっては可能であろう。本当に上下の信頼関係ができ、直属の上司がカウンセリングマインドを持ってあたればある程度は可能なはずである。これもフォロー面談同様、産業カウンセリングのメニューとして加えておきたいもののひとつである。

ところでこれに関する事例をひとつご紹介したい。

あるパート化比率の高い企業の例である。どうも最近パートタイマーの定着率が良くない。そこで依頼を頂きここの企業にお邪魔した。そして退職面談をしてわかったことがある。会社側では〝時間給を上げる〟などして何とか定着を図ろうとしていたのだが、本当の問題は別のところにあった。というのは、女性のパートのベテラン従業員との人間関係が最大の辞める引き金になっていたのである。色々面談をしてみてわかったのだが、入社当初、先輩の、イジメにも似た洗礼を受けていたようなのである。その為、そのことを社長に伝え、そのベテラン従業員の配置換えを行うことなどにより、その後定着率の改善が見られた。これなども、退職面談の有効性を示すケースのひとつとなろう。

(3) 調整役を担って

わが国の企業の圧倒的多くは中小企業である。しかも同族会社がその大きな比重を占めている。

ところがこの同族会社なるもの、良いときには強固なスクラムを組み、文字通り全社一丸となって経営を拡大していく。だが組織にいったんひびが入り始めると手におえない事態になることもままある。とにかく兄弟同士で社長の椅子を奪い合ったり、お互いにののしりあったりと、ひとつひびが入ると他人同士よりさらに始末が悪い。

そうなると大変なのが、そこで使われている従業員である。あいつはA派、こいつはB派などと派閥まがいの争いに勝手にひきこまれ右往左往……〝いい加減にしてくれ！〟と言いたくなる心境にさえなってくる。同族間の争いの犠牲に、いやが上にも従業員が巻き込まれることになるのである。

こうなってくると、身内同士で矛先をおさめるのが難しい。そこで「先生……何とかわが社を一本化したいのですが、お手伝いをして頂けませんか？」などと第三者ゆえに頼まれることもしばしば。

こうして引き受ける時に私はキチンとこう言う。

「私は社長のためにも、あるいは従業員のためにも働かない。会社のために働く」

……と。〝会社のため〟という錦の御旗を持たないとやっていられないからである。そして時には、会社のために考えておかしいと思ったら、その原因が社長にあればそれを社長に伝える。場合によっては社長とかんかんがくがくとなるときもある。〝もし、この姿勢を貫いて縁が切れるならそれまでの事〟と覚悟を決めている。

ところで仮に兄弟でトップの椅子をめぐって争いをしていると仮定しよう。兄と弟の中で、何度も座席を奪い合い……加えてそれに会長としての先代社長である親もそこに加わる。そんな時、第三者として関わる場合、傾聴の精神で聞くことがとても役立つことがある。とにかく、兄の立場で聞けば、ご無理ごもっとも。その一方で弟の立場で聞けば、ご無理ごもっとも。この互いのご無理ごもっともが、互いに納得できるように、調整役を担う訳である。

こうした役割が果たして産業カウンセリングといえるかどうかは疑わしい。だが実際には現実によくある話なのである。そしてその役割を誰かが担わなければならない。となると、その選択肢のひとつに間違いなく産業カウンセラーがあると私は思う。

そして、現に自分自身がその役割を担いながら感じることは、どうも善悪の世界とは違う、互いの気持ちのありようが大きく問題解決を阻んでいることに気づかされる。その糸を一本一本解きほぐしながら正常に戻していくのは、並大抵の仕事ではない。

だが、こうしたこころの問題、あるいは関係づくりに関わるとすると、やはり私は産業カウンセラーの一環であるような気がしてくる。

こうした関わり方にもみられるように産業現場には〝これがカウンセリング〟という四角の箱に入らないものが、まだまだ沢山あるのではなかろうか？

(4) 心理テストの活用

カウンセリングにおいて「アセスメント」は重要な働きをする。アセスメントとは本来は査定とか評価の意味を持つが、心理的な問題に対してはよくこの言葉が用いられる。これには来談者の客観的理解を得るための面接や観察、さらにはテストなどが含まれる。ここではその内の心理テストに焦点を当ててみることにしたい。

産業カウンセリングにおいて心理テストが使用される目的には大きく分けて三点ある。まず一点は自分自身、即ちカウンセリングを行う側が、自己理解を深めるために活用するということが考えられる。先述したが自己一致はカウンセリングを行う者として極めて重要で、その為にこの心理テストを活用し自分を見つめるということに活用したりする。二点はクライエント側に関してである。心理テストがクライエントにとっても自分自身を客観的に眺めるひとつの材料になる。三点は心理テストを教育・

訓練に用いることが考えられる。先述した交流分析におけるエゴグラムなどもまさにそのひとつである。受講者の自己認知と他者理解などに役立つ。ところでこの心理テストには質問紙法や作業検査など、細かく分けると数百種類に及ぶといわれている。産業現場においても「矢田部・ギルフォード性格検査（YG性格検査）」や「内田クレペリン精神検査」「VPI職業興味検査」など多くのテストが用いられる。

ただこの心理テストを用いる場合留意せねばならないことがいくつかある。ひとつはこの心理テストはあくまでも先述した目的を全うするひとつの手段に過ぎないということである。そのためにはどんなに信頼性や妥当性があったとしても、ひとつのテストに固執するのはあまり好ましいことではない。

次に同じテストといってもこれにはピンからキリまである。中にはまだまだ信頼性の裏付けがなされていないテストもあるので、少し距離をおいて解釈する方が賢明である。

又、テストを行う場合、テストを受ける側の心理状態にも心を配る配慮が欲しい。その為にはテストを行う雰囲気づくり等も大事なことである。何故ならより正確な情報を得るためには、正直に答えようとする雰囲気があるか否かによって結果は大きく変わるからである。

ところでこの心理テストにも各々一長一短がある。そこで例えば、入社試験であれば質問紙法である「YG性格検査」と、もう一方で投影法のひとつである「文章完成法」などを活用するなどして、出来る限り幅広い角度から客観性を持たせるように努めることが望ましい。

これに関するある企業の実例として次のようなことがあった。そこは「YG性格検査」一辺倒である。ところでこのテストの結果は大きくは次の五つのパターンに分かれる。評価結果が中央に固まるA型、右寄りになるB型、逆に左寄りになるC型、右下がり型といわれるD型、左下がり型のE型である。ここの企業ではこの内、情緒安定、社会的適応、外向型で「指導者タイプ」といわれるD型の者を長年採用してきた。ところが社長曰く、どうも最近は各人の個性に乏しく、あまり組織的に面白みがないという。考えてみると同タイプの人間ばかり採用しているのだから押してしるべしである。心理テストを用いる場合の盲点のひとつである。

(5) 体験学習の勧め

カウンセリングの働きとして最近とみに重要視されてきているのが育成開発的機能である。高齢社会を迎え、企業としても個人の能力開発や自己啓発にどう援助できるか、が問われている。そうした意味ではメンタルヘルスの研修はもとより、傾聴実習や自己主張訓練、さらにはロールプレイなどによる教育訓練が産業の場に要求されてくる。

例えばカウンセリングに関連してよく行われるのが傾聴実習である。二人のペアであれば「話し手」と「聞き手」に分かれ、相互が役割を交換しながら進める。よくその手法のひとつとして「オーム返しの練習」などが用いられる。ところが普段、指示命令を出すのに慣れている者にとってはこれが結構苦痛のようで、「聞き手」の側がいつの間にか「話し手」に変わってしまうことさえある。なお、三人のトリオの場合には原則として「話し手」と「聞き手」、そして「観察者」に分かれて行われる。三人が各々三つの役割を交互に終えて終了する。その後に実際、傾聴実習を行ってどうだったか、どの辺が難しかったかなどについてその感想を述べあったり、互いに互いの改善点などを指摘しあうなどが一般的で、これをフィードバックという。こうして何度も回を重ねるごとに、自分のコミュニケーションの癖などに気づき、その改善が図られてくる。

ところでかくいう私も数多くの場で、体験学習を行ったり、あるいは指導したりしてきている。そこで感じるのだが、何といっても体験学習の持つ役割として大切なこ

		自分が	
		知っている	知らない
他人が	知っている	A 明るい窓	B 隠れた窓
	知らない	C 隠した窓	D 暗い窓

図3．ジョハリの窓

とは〝気づきの世界を広げる〟ことであろう。その為にも豊かな人間関係を築く上では「自己開示」と「フィードバック」が極めて重要なこととなる。

　これは後述するグループカウンセリングにも関連してくるが、心理学ではよく「ジョハリの窓」を例に、この「自己開示」と「フィードバック」について語られることが多い。「ジョハリの窓」とはジョセフ・ルフトとハリー・インガムが発案者の為、その両者の頭文字をとり命名されている。これを簡単に図示すると〈図3〉のようになる。

　豊かな対人関係を築くということからいえば、この図におけるA、即ち「明るい窓」を広げるのがよい。その為の方策としては二つある。ひとつは縦軸、即ち「隠した窓」である他人が知らない部分を減らすことである。それは「自己開示」ということで可能になる。もうひとつは横軸である。「隠れた窓」

を小さくすること、つまり自分はどうかを相手に尋ねるとよい。即ち「フィードバック」である。

ただこうして口で言うのは簡単だが、実際にはかなり難しい。何故ならどちらもかなり勇気のいることであり、素直になることが求められるからに他ならない。

「人間関係とはバランスするものだ」とよく言われる。自分が心を開いただけ相手も心を開いてくれるし、こちらが素直に応じただけ相手も素直に応じてくれる。そうしたことを体験学習で身をもって学んでいく。

これからは知識学習も勿論大切なことではあるが、体験学習の重要性がますます認識されてくるであろう。

(6) 重要さを増すグループカウンセリング

近年、産業カウンセリングの中で重要さを増してきているのがグループワークによるカウンセリングである。

グループワークを進める中で互いに触発されながら自己や他者、さらには互いの関係のあり方などについて体験で学ぶ。

このグループアプローチの方法にはサイコドラマやＳＴ（Sensitivity Training：感

受性訓練）などがあるが、最近ではエンカウンター・グループが注目されている。エンカウントとは「出会う」という意味であり、それは「自分」「他人」「関係」と出会うことを意味する。その為には様々な考えを持った人、異質性の高い方がより効果的であるといわれている。

ところでこのエンカウンターには、指導者であるファシリティターがリーダーシップをとって行う「構成的エンカウンター」と、役割も課題も与えずに参加者が話す内容を決めていく「非構成的エンカウンター」がある。

このエンカウンターには容易にふれあいの体験が出来ることや、あるいは自分の考えを主張する訓練の場ともなったり、自己や他者理解につながり、こころの交流を体験できるなど多くの利点を持つ。だが逆に自分自身のこころを傷つける可能性もなくはない。ただどちらにしても他のカウンセリングがとかく、自分と相手との二者間の交流であるのに対し、エンカウンターでは関係志向的観点を養うのに役立つことは間違いない。

ここで自分なりのグループカウンセリングに関することについてひとつ、例示として述べたい。例えば先述した交流分析を学び、それなりに互いが顔見知りになった頃にエゴグラムを活用する。そして自分のエゴグラムを見て、自らの過去も振り返りながら語ってもらう。即ち「自己開示」をさせる訳である。その後、今度はグループのメンバーからそれを聞いた感想などについて「フィードバック」させる。「養育的な親がかなり低いようになっているが、これまでみているともっともっと高くてもよいと思う」などという率直な声が返ってくる。そして各々がそれでは何故そう感じたのか、についてやりとりしてもらう。そうした過程を通じて自分が描いた「つもりの自分」と、「他人から見た自分」とのギャップを埋めていくことに結びつく。

これはほんの一例に過ぎない。このように、グループメンバーの力を借りて、自分の気づきの世界を広げ自らを変えていく意味でも、産業現場におけるグループカウンセリングの意義は大きい。

(7) 活用範囲の広い事例研究法

事例研究とは目白大学沢崎達夫教授の言葉を借りると次のようになる。

「来談者の抱える問題に関わる諸要因を正しく理解し、適切な処理（指導・援助・治療）の方向性やそのための具体的な方法を見出すために、その個人とそれを取り巻く人的・社会的要因に関する各種の資料や情報を整理し、分析・検討すること」

これまでこうしてカウンセリングについて学んできたが、考えてみるとカウンセリングは、まさに事例研究の積み重ねの中から生まれてきたものともいえるのではなかろうか？

ところでこの事例研究法であるが、「問題解決のステップを体得させることによってその能力開発を図ること」や「解決策を求める中で気づきにつながり態度の変容を促すことになる」など、その持つ意義は大きい。

この事例研究法には、具体的な事例に即して「なぜこうなったのか」などを検討するケース・スタディや、事例をより親しまれるものに重点をおいたインシデント・プロセス法などがある。

ここでとりわけ職場の事例として活用しやすいインシデント・プロセス法について実例を交えて紹介したい。インシデントとは「出来事」、プロセスとは「過程」ということであり、ひとつの出来事について、どのような経過を経てそうなったかを、グループ・メンバーで知恵を絞り、ワイワイガヤガヤとやるのである。

その手順はおおまかには〈表1〉のようになる。

例えばステップⅠ（出来事）として「挨拶が出来ない職場」という事が提示されたとする。それが、ある一定の経過を得て「挨拶が出来る職場に変わった」と仮定しよう。（表1のステップⅣ）。この課題を提示した本人はその経過についてはもちろん知

順　序	流　れ
ステップⅠ	**課題の提示**（出来事）
ステップⅡ	**情報の入手**（事実を集めまとめる）
ステップⅢ	**情報評価**（対処すべき問題の検討）
ステップⅣ	**方向づけ**（決心と理由を決める）
ステップⅤ	**教訓の抽出**（何を学びとったか）

表1．インシデント・プロセス法の一般的な流れ

っているが、情報の入手までは手を貸すものの、実際にどう解決していったかについてはブラックボックスにしておく。そこで残りのメンバーが、そうした状況の中で何故挨拶が出来る職場に変わったかについて、その方法なりをやりとりして進んでいく。様々な思いやアイディアがとびかい、受講者としても参加意識が醸成され結構楽しく学ぶことが出来る。

そして問題を出した本人が一定の時間を経てから、実際の解決例を示し、それら一連の過程を通じてグループとしての学びの機会になる。

なおこのインシデント・プロセス法も含めて、事例研究はこころの問題についても十分に利用できる。ただしその場合、次のような点に留意することが必要である。

第一は秘密保持である。例えばイニシャルにして実名を出さないとか、回収するのを基本とするなどの点である。第二は、事実関係と推測・解釈との区別を明確にすることである。

これらの点に留意することで事例研究がさらに生きてくる。ぜひ事例研究を上手に活用し、産業カウンセリングに役立てるようにしたい。

(8)　増加する電話やメール等による相談

カウンセリングは対話による相談が基本であるが、なかなかそうとばかりはいかない。そうした時に活用できるものに後述する手紙や、あるいは電話・メール等がある。電話であれば「いのちの電話」などがよい例であるが、最近は労働組合等においても、この電話によるカウンセリングを活動のひとつとしてとりあげている所もでてきている。

又、昨今は、特に対人関係の作り方が苦手な若者を中心に、メールによる相談が増加してきている。カウンセラーとの関わりとしては、面談のようにそれ程深くはならないものの、逆にそれが現代の若者文化に呼応して、うまく活用すればおおいにその道があるといえる。

私の身近においても、最近、次のような事例があった。登場するK子は三〇歳代前半。とても聡明な女性である。とにかく天下一品の頑張り屋で、前述した論理療法を例にとれば「～せねばならない」とする、イラショナル・ビリーフに囚われているのを感じる。そうした事も原因のひとつであろう。彼女はよくパニック発作に襲われるのだという。突然呼吸が困難になり、震え、冷や汗etc。最初の時は「叫びだしそうだった」とK子はその時の症状を語る。そしていつか又、あの状況になるのでは、という不安もあって一人でいるのがとにかく恐かった……という。

そこで彼女とメールによるやりとりをすることにした。とにかく気持ちを楽にさせてあげることである。そうした意味でこのメールは彼女にとっては〝心の友〟ともいえるものだ。寂しい時、悲しい時、苦しい時、そして嬉しい時、楽しい時……その時々の感情などをメールに託してやりとりをする。

当初はかしこまっていた彼女であったが、時間の経過と共に、徐々にその角がとれていく。

メールをやりとりすること一ヶ月あまり。固かった彼女の気持ちが少しずつほぐれていく。その為に、それを受ける私も、あまりかしこまらずに自分の気持ちなどをストレートに表現するように心掛ける。そうした賜物であろうか？　彼女からは最近、とても気持ちの落ち着いたメールが届くようになった。その一例を紹介しよう。

「最近『そのままの私』でいいんだと思えるようになったら気持ちが楽になって、他人に対しても優しい気持ちになれます。きっと先生の癒し効果ですよね」

こう言われるとカウンセラー冥利に尽きるというものだ。

ところで、もっと具体的にメールによるカウンセリング的対応について考えてみる。K子は結構、夢を追う女性である。自分の目的にまっしぐら……そうしたところが彼女にはある。それをある友人に指摘された時のメールのやりとりを記してみたい。

生涯学習関係のボランティア活動をし、その計画したあるイベントが始まる寸前にうってきたメールが次のものである。

K子：（題名「ポロリ」）さっき親しい人にこう言われました。生活も大変なのにそんなに資格や夢ばかり見ていないで、もっとしっかりしなくちゃと。
心配してくれているのは充分分かるのですが、周りはそういう風に見ている、そう思うと何だか悲しくなって涙がポロリです。
もうすぐ本番なのに誰か切り替えスイッチ入れてって心境です。

このメールをもらい、自分としては次のように返信した。（Ｃｏとはカウンセラーを表わす）

Ｃｏ：（題名「ポロリ」）今、占い師で創業希望の方の相談が終わりました。もう年金生活者なのですが、ビジネスよりも自分の趣味と生き甲斐の為にということで、話が落ち着きました。

ところでポロリの心、よく分かります。Ｋ子さんがＣＤＡならあなたにどうアドバイスしますか？　答えはそこにあります。

ここでいうＣＤＡとは後述するが「キャリア・デベロップメント・アドバイザー」の資格である。彼女は現在、社会保険労務士の資格を取得し、将来はキャリアカウンセラーとして活動したいという夢を持っている。それを知る自分としては、あえてそのことを活用し返信した。そうすると次のような返信が返ってきた。

Ｋ子：（題名：「感謝」）いつも言われて慣れっこになっていた言葉ではあったんですが、私は私らしく自分の夢に向かって進みます。

先生のメールで気持ちが落ち着きました。ありがとうございました。あと一五分で本番です。

この例にも見られるようにメールの即時性なりのメリットを生かせば、メールの産業カウンセリングの現場での活用も十分に可能であることがわかる。

こうみると「たかがメール・されどメール」である。IT（インフォメーション・テクノロジー）時代を背景に、産業カウンセラー協会でもNTTと共同プロジェクトを組み「ネットワークカウンセリング」を立ち上げた。これなどもまさにこれに類する好例であろう。

(9) 教育研修等にカウンセリング技術を生かす

最近は時代の流れと共に教育研修のパターンも変わってきた。かつてのように知識に重点を置いた講義を軸とした研修は、その目的にもよるが徐々に色あせつつあるといえるかも知れない。ここでひとつの図を提示し、自立が求められる自己責任時代の研修の一般的パターンを見てみたい〈図4参照〉。

このようにまずは各人の自覚を出発点に、自信、自活、自立へとそのステップを歩

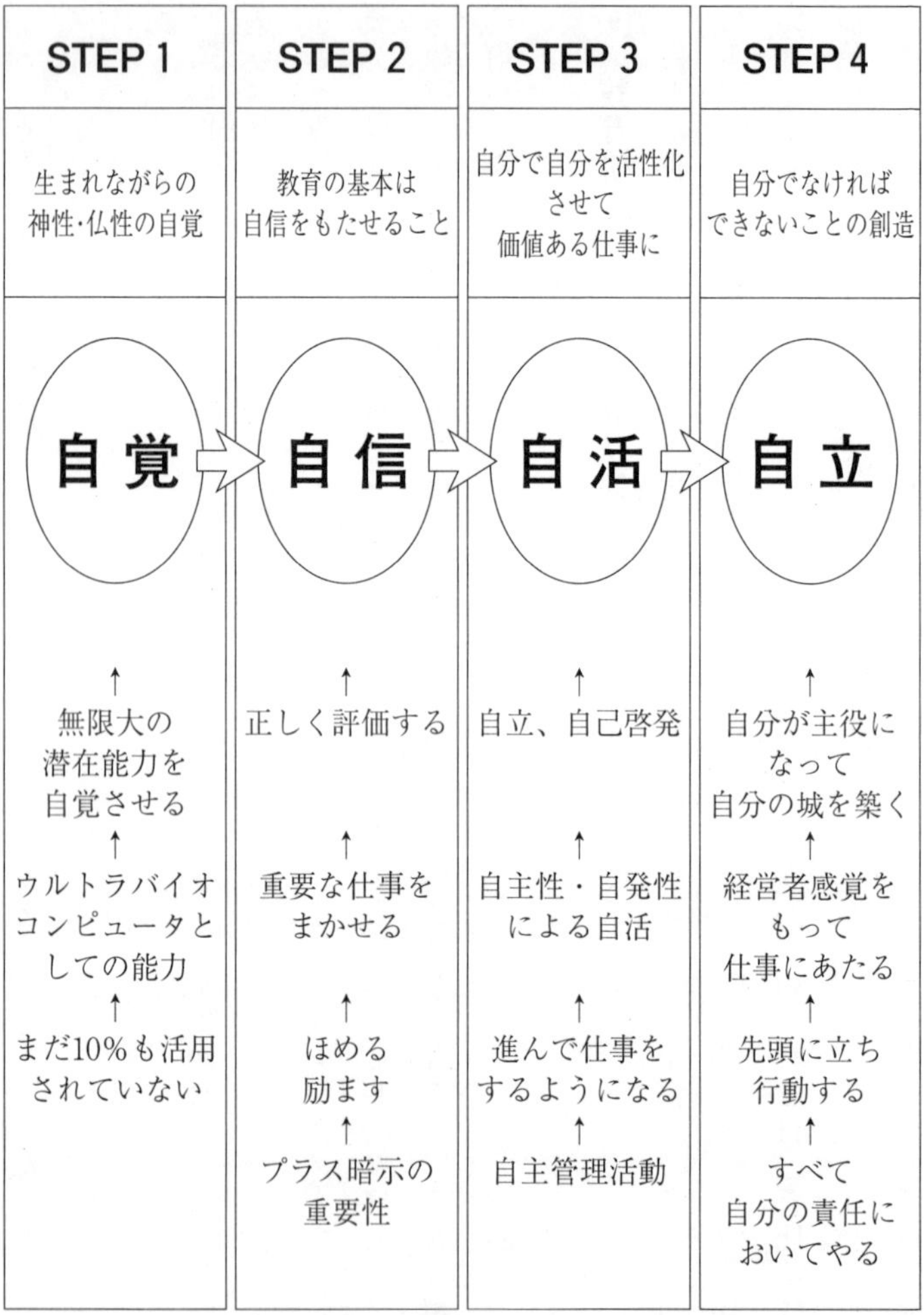
STEP 1
生まれながらの
神性･仏性の自覚
自覚
↑
無限大の
潜在能力を
自覚させる
↑
ウルトラバイオ
コンピュータと
しての能力
↑
まだ10%も活用
されていない
STEP 2
教育の基本は
自信をもたせること
自信
↑
正しく評価する
↑
重要な仕事を
まかせる
↑
ほめる
励ます
↑
プラス暗示の
重要性
STEP 3
自分で自分を活性化
させて
価値ある仕事に
自活
↑
自立、自己啓発
↑
自主性・自発性
による自活
↑
進んで仕事を
するようになる
↑
自主管理活動
STEP 4
自分でなければ
できないことの創造
自立
↑
自分が主役に
なって
自分の城を築く
↑
経営者感覚を
もって
仕事にあたる
↑
先頭に立ち
行動する
↑
すべて
自分の責任に
おいてやる

図4. 自覚から自立へ

んでいく。カウンセリングは、この四つのステップ各々に、大きな関わりを持っているといえるであろう。

その出発点は自覚である。自己の中にある顕在能力はもとより、その人の中に眠る潜在的な力をどう自覚させるかである。これは知識学習ということではかなりの難しさが伴う。気づきの世界はなかなか知識学習では結びつかないからである。

そこで貴重になってくるのが、カウンセリング技術である。それをどう教育研修の場に結びつけていくかである。

自分なりのこれに類する経験をひとつ述べてみよう。

従業員二十名程の自動車整備業における人材育成に携わった時のことである。研修は上位階層から行うのが基本である。何故ならいくら下位層が学んでも上位層が旧態依然の認識では〝元の木阿弥〟になりかねないからである。

そうした意味で当初は、この企業でも管理職層を中心に研修を進めた。だが年代層が高いこともあり成果がそれほど見えてこない。ならばその部下の意識を改革することで上位層に刺激を与えていく、ということを考えてもよいのではないか……そうした思いから、逆に監督者層から下の人達の研修へと切り替えた。

その一回目の時であった。普通なら研修の目的から始まって講義が中心となるのが一般的である。だがこの場合、あえてまず最初に行ったこと、それは受講者にその目的を考えさせたことである。「今、何故一般社員の研修か？　そのネライは何か？」……と。

そして受講者一人一人から、その答えをもらう。その中で、ある一人の従業員が言った。「もっとしっかりと自分のことは自分で考えれ、と言うことではないだろうか？これまでの研修の多くは講義を聞くことで何とかなったのに今回はそうはいかないから……」。

それを一緒に聞いていた上司が目を丸くした。彼は普段あまり問題意識を持たずに、ただ言われたことのみを、もくもくとやるタイプの男だったのである。その彼の口からあのような言葉を聞けるとは思っていなかった……と。とにかくこの業界は良い悪いは別にして受注産業である。工場に入った車を、修理することをやっていればよかった。その為、新技術の学習はそれなりにするものの、あまり自分で考えるということをしない。

これを機に、そうした従業員に考えさせる場を意識的に作ることによって、従業員の意識が徐々にではあるが変わり始めた。こうした機会を作るのも、産業カウンセリングにとっては必要なのではなかろうか？

次にもうひとつ、あるパンの製造販売業における管理職研修での話である。ある時、受講者の人達に自己啓発計画書を記入してもらった。主な記入内容は自己の振り返りの中で、当面する目標を三項目選んでもらい、次にその目標を選んだ理由、そしてそれを実践するに当たっての具体的方法等である。

そしてその計画書をコピーで頂き、六ヶ月後に予定される個別面談に備えた。ところが、受講者の自己啓発計画書に目をやってみると、あるひとつの特徴があることに気づいた。それは目標を選んだ理由の中に「組織がバラバラになっている」旨の記載が多かったことである。パンの製造販売は〝作る側〟と〝売る側〟に大きく分かれる。しかもこの企業の場合、店舗を数店持っていることもあり、工場も店舗も分散することになる。したがって受講者のいうバラバラになりやすい状況にいやが上にもなる訳である。

そこで研修のテーマに「職場がバラバラになりやすい理由とその改善策について」を選び、管理者研修の場でグループワークをしてもらった。社長と人事担当部長にも、その討議の過程を見てもらうことにした。

受講者間ではこのテーマについて熱心なやりとりが行われ、バラバラになりやすい原因とその対策等が話し合われた。それは自分達、管理者としての行動のまずさや意識の低さなどにも及び、非常に前向きなものとなった。

終了した後、社長との話し合いが行われ、それまでは管理職について否定的な言葉が多かった社長であったが、グループワークを横で見ていて印象が変わったのであろう。「管理職も結構真面目に会社のことを考えていること」に気づき驚いている様子であった。これ以降、社長と管理職の中にあった溝が徐々に縮まりコミュニケーションの促進がなされてきている。

以上、あるパン製造販売の会社を例に話をしてきたが、これなども社員の教育研修の場に、カウンセリング技術を持ち込んだ事例といえるだろう。こう見ると産業現場にはひとつ目を凝らすとこうした例は無数にある。要はカウンセリングマインドを持って職場なり人をみることが出来るか否かである。

第四章

産業カウンセリングの事例

第一節　職場不適応に悩むI子の場合

〈問題〉

I子が筆者のところに相談に訪れたのは、国のある研修機関における相談業務の時であった。ここでは研修のあいまをぬって、昼休み時間を利用しての種々の問題について専門的な立場から相談助言活動を行っている。中には職場における悩みなどが話されることもありカウンセリング的な対応が要求されることも多い。

I子はインテーク面接時には二十九歳であった。初印象としては内向的で少し落ちこんでいる感じに見えた。彼女が現在勤めているS社は印刷業を営んでおり従業員は二十五名程の企業である。

I子はS社に勤務し五年目になる。親の紹介でこの会社に入社したが、一年を経てすぐに、先輩の女性社員よりも立場が上の製版係長となり部下が二名いる。

このS社社長は七十歳と高齢であり、I子の話によるとその下に後継者と目されている専務、それにリタイア間近い常務とで役員が構成されているものの、そのどちらも会社の将来を預けるのは難しいという。

なおこのＳ社は製版の他に工場と営業の二課があり、最近の出来事としては工場長が課長への格下げとなるなど経営環境の厳しさを反映し、組織としての不安定要素を抱え会社としてのまとまりもあまり良くないらしい。

面談を進めていく中で感じたＩ子の主訴に当たる部分は次の二点である。

①会社の将来が見えず不安であり、また自分自身が将来に向けどう対処していったらよいかが定まらない。

②会社という組織の中において自分の役割行動をどう展開していくべきかについて悩んでいる。

こうした点などで職場不適応に悩むＩ子に対し次のように対処した。

〈方法〉

(1)　インテーク面接にて

限られた一時間弱という枠の中での相談であったが、会社の状態やＩ子の置かれている会社での立場、そしてＩ子の心境などを聞き相談を受け三〇分を過ぎた頃からＩ子に少し余裕のようなものを感じたのでいくつかについて助言した。

まずは主訴の前者である。面談を通して彼女の中に「会社の将来が見えないからといって、自分の身をどうすべきかを考えることは、私を採用してくれた会社（社長）にすべきではない」という、ある種のイラショナル・ビリーフに似たとらわれを感じた。そこで時代は、これまでの会社と従業員間における〝相互依存〟の関係から〝相互選択〟へと変わっていくであろうこと、そして身近な銀行の破綻などを連想させながら〝会社には寿命がある〟ということ、そのためにはこれまでI子が考えていた〝会社への貢献〟はとても大事なことではあるが、それをもう一歩進めて〝社会への貢献〟を考え、自分に投資し、エンプロイアビィリティ（雇用される能力）を高めていくことは、今や当たり前の社会の流れであることなどについて自分の考えを伝えた。

その上で彼女に「もし転職をするとしたらどのような職業を?」と尋ねたところ「やっぱり印刷業です」ときっぱりと語り、I子の印刷業への思いが強く感じられた。そこで印刷業と結びつく資格等にチャレンジするなどもひとつであり、そうすることでI子にとってもS社にとってもプラスになるのでは？　と問いかけた頃から彼女の表情が明るくなってきた。そして「自分と仕事とのつながりということでは色彩検定がどうか?」という質問を受けたので「良いと思いますよ」と答えた。

次に後者である。彼女の話によると、先述した役員を社長があまり当てにしていないこともあって、社長がI子に、こぼし話しも含め経営に関する重要事項についても随分と相談するのだという。しかも相談にのり助言をしたことが社長の意思として行われることも多く、役員などに対する手前などを考えると新参者の一係長として果たしてどんなものであろうか、と思い悩んでいるようであった。

そこでまず彼女がどうしたいのか、どのようにしていったらよいのか、社長が孫同然の年齢にあるI子に相談する心境等々について語ってもらった。そうした中で彼女なりにいくつかの答えを自ら出していった。ひとつは自分の置かれている立場と現在の悩みを持っている気持ちを率直に社長に伝えること、ふたつは自分としては係長としての部下の育成など公式的な役割を果たすこと等々であった。

これらを受けて自分としては、それはとても大切なことであるが、もしあまり形に捉われていると、社長を会社の中で〝裸の王様〟状態に追い込む可能性があるので、場合によってはある程度配慮することも必要ではなかろうか、と助言した。

以上、限られた時間の中で傾聴技法を主に活用しながら、I子に対し相談を行った訳であるが、もし何かあれば遠隔地ということもあり、必要ならば手紙でやり取りすることにして名刺を渡し別れた。

(2) 手紙を活用したカウンセリング

その後、一〇日も経過しない内に彼女から一通の手紙が届いた。以降二年近くにわたり手紙やＥメールを使ってのやりとりが続いている。ここではそのいくつかをピックアップし、彼女の変わりようを検証してみたい。

① 一回目の手紙から

――前文略――

研修途中に社長に連絡をとり、土曜の休みに会社へひっぱりだしました。私も残りの研修期間で色々作戦を練っていましたが、社長も楽しみに待ち構えていたらしく、結構スムーズに話せた気がします。生意気なこともたくさん言わせてもらいました。〝こんりんざい、組織経営について口はだしません〟と言ったところ〝また、すぐ口を出すくせに〟と言われました。やはり社長のほうが一枚うわ手でした。一応先生から学ばせていただいたことを自分なりに伝えられたと思います。今後はどう会社が変わるかですね。楽しみです。

私個人も〝資格ガイド〟を買っていくつかチャレンジしたいものも見つかりました。とりあえずひとつずつマイペースでやっていこうと思います。

◇Ｃｏ（カウンセラー）の対応

彼女の文章の中に、ある種の粗さ（例：「ひっぱりだしました」）を感じつつも、前向きにチャレンジしていこうとするＩ子にエールを送ることを内容の中心に、自己紹介も併せて私が執筆した拙書を送付した。

② 二回目の手紙から

――前文略――

すぐさまお礼状をと思いましたが、先日受けた検定のご報告も一緒にと……おかげさまで合格しておりました。ワーイ。

本日社長にも通知を見せびらかしとてもいい気分です。酒も飲まず勉強したかいがありました。今度は一一月に一級です。これは簡単に受かりそうもなく、今からテキストを前にして苦戦しています。

会社の方では営業の仲良し課長とゆっくり話す機会があり、研修の話や先生とお会いした話をしていて、なにげなく中小企業診断士の話になりました。すると課長も診断士を目ざしていることがわかりとても驚きました。ちゃんと会社のことを考えていてくれたんですね。感動のあまり先生の本を貸してしまいました。

こうやってちょっとずつ会社が向上することを願います。

——後文略——

◇ Ｃｏの対応

この手紙にインダストリアル・デザインの分野で名高いレイモンド・ローウイ著「口紅から機関車まで」が同封されてきた。この本の中に〝印刷に関わりたい〟とする彼女の熱い思いが伝わってきた。なおここでいう資格とは彼女との面談の際話題になった色彩検定のことである。

そこで本を送ってくれたお礼と共に、診断士を目ざしている課長にもよろしく、そして徐々にではあれ会社が良い意味で変わっていくことを期待する、などという内容で返信を送った。なお九月に筆者が関わるある機関での研修コースがあることを伝え、併せてそれに関するパンフレットを同封した。

③ 三回目の手紙から

——前文略——

さてあれからわが社に変化がおとづれました。自称うつ病の工場長がとうとう六ヶ月長期休暇を社長から命じられました。その間に病気を治すようにとのことですが、心の中はどうなのか……。
もう一ヶ月以上たつのですが、当初は人手がたりなく私も工場の手伝いをして
今ではけっこう仕事も覚えてきました。本人はかなりショックらしく自分の居場
所を確保しておくため、毎日仲間に電話しているようです。私にもかわいそうに
は思うけど会社のことを考えるとこのまま〝さよなら〟してほしいのが本音です。
冷たいようですけど……。
　最近では仕事の方はうまく回りはじめたのですが、残った人がプレッシャーを
感じはじめ、私がインチキカウンセラーをやっています。今まで研修でおそわっ
た事を実践できているかは疑問ですが……。
　まあ、自分も出されてもいいように知力・体力をつけるためにキティちゃんの
万歩計で日々ウオーキングをしております。

――後文略――

◇　Ｃｏの対応

この三回目の手紙くらいから、相変わらず粗けずりの側面を残しつつも、Ｉ子にあ
る種のたくましさを感じるようになった。
返信ではその旨を伝え「自分の人生の主役は自分自身」であることを中心にペンを

走らせた。

この後、一週間程おいてＩ子から私の事務所に電話があった。そこで一月の初旬、Ａ市に向かった折に、検定試験の合格祝いもかねてＩ子の従妹も交え新年会をということになった。

この新年会を一月一二日に行い、その中で〝大学の卒論の中にＩ子の事例を紹介している〟ということで了解を得た。加えて、二級が合格したものの一級についてはあまり自信がなさそうだったので「合格するのはすべてではないが、とにかく頑張れ！」と激励し、新たな年を希望の年にお互いにしたいものだといって別れた。

④　四回目の手紙から

――前文略――

お元気でしょうか？　ご挨拶が遅れましたが、一月の新年会は大変楽しい時間、ありがとうございました。

その後、課題をたくさんかかえて帰ってきた私は、プレッシャーにヤラれてしまいました。かなりヘコンでいます。登り調子になってからお手紙しようかと思いましたが、なかなかたちなおれないのでブルーな気分のまま書いている次第です。

この頃は今の会社にいるのが不安でなりません。いっそのこと違う会社に（もちろん印刷屋）移ってしまいたいと思うようになりました。こう考えるのも時期的なものかも知れませんが……。

それに拍車をかけるようにパラサイトシングルという言葉が私に重くのしかかっています。このまま親の寄生虫ではいけないような気がしています。かといって、ここT市で一人暮らしをする気持ちもなくやっぱり地方に職探しが目標です。このへんが自分だめしの時なのでしょうか……。インターネットではけっこう探しているのですが、今のところ東京近辺しか見つけられていません。なにせ会社のマシーンで探しているので……。

とにかく今はブラックホールのドマン中ですが前進あるのみ。〝人生考える月間〟として深く悩んでみようと思います。

あと近況では大学通信教育で広報学科なるものを見つけました。さっそく資料請求したしだいです。入学したいのはやまやまですが、こればかりは貯蓄とのご相談になります。楽しみです。

ダラダラとしめった話しばかり書いてしまいました。

不幸の手紙ではないのでご安心下さい。
それではまた。今後はハイテンションで書けるように……。

◇ Ｃｏの対応

この手紙はあえて全文を紹介した。かなり気分的にその時その時でムラになりやすい躁うつ気味の彼女を感じた。また、もしかすると三十歳になることへの言い知れぬ不安が彼女をそうさせているのではと思った。パラサイトシングルという言葉に特にそれを感じた。

この手紙にどう返信を書くべきか正直いって苦労した。その中で新年会の際にそれほどプレッシャーがかかるということがわからず期待を述べすぎたのでは、もしそうだったとしたらごめんなさい、と謝った。そしてパラサイトシングルについて悩んでいることについては、同じ環境でいながらも何も感じない人がいるのに、I子のように悩むということは、人生や物事に対し前向きだからではではなかろうか、と肯定的に置き換えて伝えた。

さらに〃人生を考える月間〃というように自分自身を見つめることの出来るI子は素敵である、というようなことを書いたように記憶している。「もし何かあったら」と初めて筆者の携帯電話の番号を教えた。

⑤　五回目の手紙から

拝啓お変わりありませんか。

早速ですが、五月二二日～二四日研修に出席することにしました。もちろん、リーフレットで先生のお名前を発見したことも大きな理由ですが、お勉強しにいきます。またまた楽しみが増えてしまいました。先生は何時頃、A市に入るのでしょうか？

この頃私は腰痛のため、日々整骨院に通いづくめです。痛いです。同級生の友達もぞくぞくと病に伏せています。恐ろしい……。

——後文略——

◇　Coの対応

この手紙にも表れているように年度の変わり目、年を重ねていく中で、体の変調をきたすなどがI子の落ち込んだ気持ちに結びついているのではなかろうか？　又、自分の何気ない「頑晴れ！」のひと言が、彼女にとってかなり重くのしかかっていたようで、気持ちに寄り添うことの難しさを感じ、それが自分にとっての課題であるように思われた。

返信内容としては自分も再会を楽しみにしていると伝え、期日が近づいたら電話をくれるように、そして身体をくれぐれも大切に、と書いた。

やはり実際に会った時に口にしていたが、本人としては身体の調子が悪かったこと、仕事が年度末で忙しく気持ちが滅入っていたこと、などが手伝ってブルーな気持ちになっていたと言っていた。この時の彼女にはそれほどブルーな面は感じられなかったのでとりあえずホッとした。

⑥　六回目の手紙から

――前文略――

ただ今、ＰＭ10時47分。一五分程、検定のために机に向かったのですが、全く忘れていてつらくなったのでお手紙しています。

本日、さっそく社長に研修について報告しました。案の定、日頃の不満大バクハツの社長でした。最大の悩みはもちろん後継者問題です。傾聴してみれば〝社長だってつらいんです〟と言ってました。そのとーりです。過去に何人も後継者にしようとした人にダマされ……心の傷になっているのでしょう。私も〝今の専務ではつぶれる事まちがいなし〟と豪語してしまいました。そして〝八月の研修に行ってもいいですよね〟〝はい、いってきなさい〟てな具合です。

前回出したお手紙がそんなにブルー度が増していたとは思ってもいませんでした。私はよく大げさだと言われます。プライベートはさておき、会社でもちょっと紙で手を切ったくらいで〝いたいいたい〟とわめきちらし、ちょっとお腹がいたいと〝死ぬかもしれぬ〟とさわぎたて、みんなに相手にされません。ですのでこれからブルーの手紙を書いてもあまり深くは考えなくても結構です。本当に落ち込んだら字も書けないと思うので……。一年以上手紙を出さなかったらあぶないです。

それではまた。

◇　Ｃｏの対応

この手紙の中でＩ子にかなり頼りにされているような自分を感じた。その一方で、自分自身も、もしかしたら彼女の気持ちに寄り添おうとするあまり、彼女を客観的に見る眼を失いつつあったのかも知れないと思う。

その後、ある研修機関の研修で、又、Ｉ子と会うことになった。「管理者のための部下育成」というコースで三十名程の受講者の内、女性はＩ子ともう一人のわずか二名であった。

地元に会社があるもう一人の女性受講者の上司の招きもあり、四人で飲食の場が持たれた。三ヶ月ぶりに見る彼女はとても元気そうに見えた。会社の最近の動きなどについて聞いたが、その内、発言の中で耳に残った言葉がふたつあった。

ひとつは、ある話題から寺院の話になった時「自分は寺フェチです」と述べたこと。ふたつは前回もそうだが、今回も男性受講者の中に女性が少ないというコースなので大変だろうと思い尋ねたところ「自分は女性よりも男性の中にいた方が刺激があるしホッとするのです」ということであった。

前者の意味するところは何があるのか、自分にはまだその意味がわからないが、後者についてはもしかすると、Ｉ子はある種の〝ファザー・コンプレックス〟のような側面が気持ちの中にあるのかも知れないと感じた。

ただこの席ではあまり深追いせずに「とにかく一二月の試験合格に向け頑張れ！自分も認定カウンセラーに向け頑張るので、年明けにはぜひ一緒に〝ご苦労さん〟の意味でおいしい酒を飲むようにしよう」と言って別れた。

⑦　七回目の手紙から

——前文略——

研修から戻ると営業課長に貸していた石田邦雄著『人生今が本番いつも本番』

がほぼ一年ぶりに手元に戻っておりました。この課長はＣＰ16、ＮＰ16、Ａ19、ＦＣ10、ＡＣ５の頭ガチガチの人なので読む気になるまではかなり時間がかかるだろうなと思っていたので案の定でした。しかし三日で読んだそうです。

なおかつ同封の文も添えて。あのガチガチからは思いもよらぬ言葉なので、感動したしだいです。本人の筆跡の方がより伝わると思い同封しました。先生もガチガチを想像しつつ味わって下さい。社長も彼の変化に気づきだし、ちょっとづつ私の魔法もききはじめたのか……。

ちなみにガチガチから見た私のグラフはＣＰ16、ＮＰ19、Ａ17、ＦＣ17、ＡＣ10でした、自分の評価と全然違います。もう一人の仲良しの印刷課長にやってもらったらだいたい自己評価と同じでした。

この人達は社長より私の（会社での）ことは知っています。違うもんですねえ。今、本は母が読んでいます。

それから社に戻ってまたひとつ。新入社員がいたのもびっくりでした。今では二人の新人教育をまかされています。でもこれまでの先生の教えに従い、いい勉強になっています。研修を受けてそく実践。なんだかうきうきしているのは今のうちか……。ブルーになったら助けて下さいね。

そして本日、社長も工場の人々もみなご立腹。なにをそんなに怒っているのかと思いきや金曜に社長がリストラ宣言をしたもよう。あーおそろしい。険悪ムードで仕事やる気なし、社長は思いつめたご様子。よって就業後、社長のガスヌキにご協力して参りました。〃あのバカ、このバカ〃としゃべる、しゃべるで二時間。

〃明日から鬼のおめんかぶって来て下さい〃と言ったら〃かぶります〃と言っていました。よくもまあ、次から次へと問題のある会社です。私の今の課題は二人の新人の事なので共に成長していくことをよくよく考えておこうと思っています。

――後文略――

◇　Ｃｏの対応

会社の中で自分なりの役割を自覚し、それを実践しようとする彼女が感じられるので率直にその気持ちを伝え返事を書いた。

又、この手紙におけるＣＰなどの用語は、交流分析におけるエゴグラムで使われるものであるが、それについては自我が確立されていることなど、結果について肯定的に伝えた。（但し印刷課長と営業課長との違いが気になることも）またわざわざ課長の文面をコピーにとり送付してくれたことについて感謝の言葉を述べた。

⑧ 八回目の手紙から

お変わりありませんか？　さっそくビッグニュースです。やっと〝自立〟しましたよ。一〇月七日に引っ越しました。七年ぶりの一人暮らし。かなりのご満悦です。お部屋の中も私色に染まり、コジャレしたマイルームに。

――中文略――

しかし自分一人で生活するのは改めて大変です。忘れてました。これを機に立派な大人になるためには規則正しい生活をと思い朝六時半に起き、お弁当を作り、ダイエットのため、たまに歩いて会社に行ったり……前より近くなりました。

それでも一二月一七日の検定に向け生きていくことが目的なのでかなりのプレッシャーにつぶされる日々。二ヶ月切りました。どーしよー。

――後文略――

◇　Ｃｏの対応

パラサイトシングルに悩み手紙をよこしてから約半年。Ｉ子が自立したことを知り、私としてはとてもうれしく感じた。

返信の中では自分が学会での発表を無事終えたことの報告、I子の試験はどうだったかということ、自分としてはビジネス上でもそうだが〝結果も大切だがむしろそれに向けたプロセスこそが重要だ〟と思っていることなどを書き、一月の日程を伝え〝必要なら会うことが可能〟と伝えた。そしてこうして自ら目標を設定しチャレンジしていく彼女に、これからも後悔しないような人生を、と激励した。

⑨ 九回目の手紙から

石田先生

大変お忙しい中、お手紙ありがとうございました。先生もますますご活躍のご様子。心なしか嬉しく思うI子でございます。うふふふ。

先日行って参りました、東京に。あー難しかった。全然テキストにのっていない事が問題に出て、一瞬気が遠ーくなりました。〝せっかく来たんだから〟と一応ふるえる手でうめてはきたけれど、ダメでしょう。一つはもちろん検定。もう一つは印刷博物館というものが一〇月からトッパン本社でオープンしまして、気分はそちらの方へ。楽しかったなあ、検定はさておき。いずれにせよ結果は一月二三日ごろわかります。そのころはかなりブルーかも。ご報告いたします。

自立というのは大変なことでございます。検定後、師走ということで我が社も大忙し。毎日、馬車うまのように働いて、帰ってくるのは九、一〇時、一一時。それから洗いものやお米とぎ、洗濯などしつつ一二時。あー、これが大人ということね……と思いつつおフトンへ……。朝六時半に起き、お弁当を作り、いざ車へ向かうと雪でいっぱい。今日だってものすごいふぶきです。帰り道、前が見えず死ぬかと思いました。

しかし快適なわが家。あとソファーを購入するとかなりのご満悦です。

——後文略——

(3) 結果

こうして手紙によるカウンセリングを中心にI子と接した結果、当初の主訴はほとんど整理されてきており、職場不適応についても、彼女の気持ちを含め、かなりの改善が見られた。

(4) 考察

カウンセリングにも様々なものがある。その中で産業現場におけるカウンセリングの特徴は、効率面が非常に求められるということである。

そのため傾聴をベースにすることは、相談においては当然であるが、ただ聞くことのみでは限界がある。時としてカウンセリングからガイダンスへ、あるいはコンサルテイションにも場合によっては踏み込まなければならないことがある。

この事例の場合、インテーク面接において、限られた時間内でそれなりの形を出す必要があった。そのため、前半で傾聴をし、I子との中にラポールができた以降、コンサルテイション的に接することが求められた。

なお、この中でよかったことは、その時間の不足分を遠隔地ということもあり、手紙という手段を通して、カウンセリングを行うという方法をとったことである。

忙しい中ではあったがマメに、しかも出来る限り肯定的に彼女を捉え返信を書いたことがI子の信頼を高めたように思われる。

ところでこのI子の場合、筆者は当初〝職場不適応〟ということで対応してきた。こうして手紙の八～九回目の頃にはその色も褪せ、多少危なっかしさは残るものの、ある程度、地に足が着き始めた彼女を感じる。こうしてI子との手紙によるカウンセリングもそろそろ終結期が近いことを予感する。九回目の手紙にメールアドレスが書かれていた。これからは育成開発的機能を軸に、困った時の相談相手として〝メル友〟

位がよい所かな……そう思っている。

第二節　定年後のソフトランディングに悩むE氏の場合

(1) 問題

国では長引く経済の低迷を受け創業支援に力を入れている。筆者も幾度となくその種のセミナーで講演もし、又、相談業務等に携わってきた。この事例に登場するE氏は六十歳。半年前の三月に、ある金融機関を退職した。定年前の三年間程は地元近くにあるホテル業へと出向したのだという。

E氏が現在のH市に住居を構え七年程になる。そしてE氏の妻はH市に住所を移してから〝手作りパンの教室〟を開催し、年にするとその収入は約三〇〇万円である。

その彼が今回、この創業支援セミナーに参加したのは次のような理由からであった。それは定年退職後、妻の仕事の帳簿整理をしたが、かなり乱雑であったので自分の経験を生かしある程度仕組みとして作り上げた。〝出来ればこれを機会に将来に向けた法人化（個人事業を有限会社に）を目ざし経営について体系的に学びたい〟ということから参加したのだという。

だが相談を進める内に疑問が湧いてきた。Ｅ氏はもしかしたら、定年という現実を前にして定職がなくなり心が空っぽになった状態、即ち〝空の巣症候群〟状態で今ここに臨んでいるのではなかろうかということである。

(2) 方法

この新規創業支援セミナーは七月二二日と二三日の両日、第一段として〝新規創業への総論〟と〝事業化をどう行うか〟についてゼミ方式で行い、その目標を定める。そして一週間程間隔をおいて（事業プラン作成についての検討期間）七月二八日から三〇日の三日間を第二段として、〝ビジネスプランの作成〟までを最終的な目標としている。

筆者は飲食・サービス部門担当ということでＥ氏を担当することとなった次第である。筆者が七月二二日に講義をし、その翌日が担当ごとに別れての相談業務となる。そこでまず行われるのが〝何を〟〝どうしたいのか〟の相談にのり、それを明らかにすることである。これを受けて以降、受講者と一緒に最終日までにプラン作成までの手伝いをすることとなる。

したがってまずは聞くことが重要になる。受講者の中には「何をしたいのか」……

それがわからずセミナーに参加しているものもいるし、時にはリストラにあい、気持ちが落ち込んで悲愴感を漂わせて参加する者もいる。

受講の期間的なこともあり、七月二三日の午前中三時間ほどの中で、受講者の〃何をやりたいか〃などの本音をつかむこと。さらには、受講者のこれまでの経験の中から受講者の能力や経験、更には自分の強みなど人的資源を中心に、受講者とともに確認する作業が重要となる。したがって傾聴することがまずは基本といえる。

(1) E氏が創業支援セミナーを受講した動機

E氏が自分の前に座る。どことなく力なさそうにみえる。

まずはここに来た動機を尋ねる。E氏がトツトツと語り始めた。その中で問題として先述したような事柄が述べられた。そして自分が定年間近のホテルへの出向で、経理としてのシステムを組み、それが認められ一応請われたものの、その企業の担当者と競いあう状況になるのがイヤで自らが身を引いたと語った。

定年退職後、やることがなく妻の仕事を手伝った。そして二ヶ月程過ぎ、このままではという思いもあって、地元のハローワークへ求職の申し込みに行った。その時に今回受講したセミナーのポスターが目に入ったというのである。「これだ！」という思いで担当者に聞いたところ「詳細はわからないので必要があれば商工会議所に尋ねてみて下さい」との事。そして足を運んだが会議所ではほとんど相談にならず、直接この研修機関に連絡をとり今日を迎えたのだという。

「どういう目的でこられたのですか？」と尋ねると、妻の手伝いをした機会に事業を法人化したいという思いがあり、事業について体系的に学ぶことが出来るこのコースに参加したというのである。

ところで法人化をするメリットのひとつとして、よく言われるのが節税効果である。但しこの場合年収が一、二〇〇万円～一、五〇〇万円があって初めて可能となる。

Ｅ氏（ＣＬ：クライエント）は金融マンである。しかもかつては融資担当もしていたという。それを知らないはずがない。そこで尋ねた。ここからはカウンセラー（ＣＯ）である筆者とのそれ以降の会話である。

ＣＯ　「現在、奥さんの一年間の収入が約月二五万円の講師料収入と、あとは原材料の売り上げによる収入くらいですね。そうすると年間の収入は三〇〇万円位ではないでしょうか？」

ＣＬ　「そうです」

CO「そうですか？　それではひとつお尋ねしますが、これを機会にあなたが事業に携わることにより別のメニューのカルチャー教室を設けるとか、あるいは現在のパン教室を拡大したりする予定があるのですか？」

CL「いいえ、現在の規模のままで……。自分も六十歳ですからそう事業を拡帳してもと思うものですから」

この辺の会話からE氏のかつての職業が職業ゆえにどうも疑問に思えてきた。今の事業規模からいって法人化にするメリットはさしてない。むしろ手続きの繁雑さなどそれに伴うデメリットの方が多い。長年金融マンとして奉職し融資に関係し携わっていた、とすればその事は確か知っているはずだからである。

そこで明確化をする必要性を感じた。

CO「率直にこれまでの会話から感じた点を述べてもよいですか？　今の事業規模であれば、無理に法人化をするメリットはないと思いますが……。いかがですか？」

CL「えー、そうかも知れません」

CO「そうですね。ではあなたが本当にここにこられた原因なり、目的は別にあるのではありませんか？」

しばらく、沈黙が続いた。そして静かに口を開いた。

CL「寂しかったのかも知れませんね」

CO「といいますと？」

CL「私はこれまで、長年、行員として脇目もふれずに仕事をしてきました。そしてこの三月に定年を迎え、当初は妻の事務整理をし何とかなったんですが……。そんなことも半月あれば終わる。そうすると自分が手伝いをすることもなくなり、一方、妻は毎日、生き生きとパン造りを教えることに精を出している……何となく空しくなって、そこで地元のハローワークに仕事を探しに行ったんです」

CO「そこでこのセミナーのポスターを見た？」

CL「そうです。そのポスターがとても大きく見えました。これに行こう！　すぐそう思いました」

CO「そして三万円以上の受講料を払い、時間にして片道三時間もかけここに参加なされているのですね」

CL「エー、そうです。男にとって仕事がなくなるということはこんなに辛いことだとは思いませんでした」

それからそのE氏の辛い気持ちに少しつきあった。彼がこれまでどんなに銀行員の一人として、身を粉にして働いてきたか？　そして転勤族として何カ所も周りその度に苦労したこと、さらには最後の職場になった出向先であるホテルに関することなど。こうして話す機会はこれまでのE氏にはそれほどなかったのかも知れない……彼をみながら〝弱みを見せることが苦手の男性の哀しさ〟を、同性としてわがことのように重ねて聞いた。

(2)　新たな出発に向けて

CO　「あなたのように定年で失うものは大きなものがありますね」

CL　「本当ですね。自分のように仕事一辺倒でやってきたらなおさらです」

CO　「でも定年で失うものも沢山ありますが、逆に新たに得るものもあるのではないですか？」

CL　「そうですね。最も感じるのはこれまで時間に追われっぱなしでしたから、あり余る自由な時間でしょうか？」

CO　「その自由な時間をどう使うかということですよね。それがわからず、スッポリと心に穴があいたようで、それでここに来た？」

ＣＬ「そう思います。どうしたらよいのでしょうか？」

ＣＯ「これまでのあなたの人生の中で、やり残したことなどはありませんか？」

ＣＬ「さー、あまり……」

ＣＯ「銀行員になったのはあなたの希望だったのですか？」

少し間をおいてＥ氏が語り始めた。

ＣＬ「いいえ、本当は金融マンにはあまりなりたくなかったんです。ただ父がなれなれとうるさくて……」

ＣＯ「そうですか？」

ＣＬ「私はそんな父がイヤでイヤで仕方がなかったんです。現在兵庫にいるのですが、何とか父から離れたいと思いここＨ市に転勤になったのを機会にすぐ家を建てようと思いました。この地に自宅を建てたら、親にもそうそう会わないですむでしょう。資金がそれほどあった訳ではありませんが、躊躇なく建てました」

ＣＯ「お父さんにかなり憎しみにも似たものを感じますが……」

ＣＬ「就職の際もそうですが、自分がすべて正しい父でしたから……。それがとにかく嫌でした。許せませんでした。」

CO「ところで就職をする際、他にはやりたいことがありませんでしたか？」
CL「えー、実は福祉関係に進みたかったんです」
CO「そうですか？　それならこれからそのやりたかったことに挑戦してみてはいかがですか？　年金も支給されているし奥さんも働いており、生活面ではそれほど心配はないようですから……」
CL「そうですね。どんなやり方があるでしょうか？」
CO「例えばホームヘルパーなどの資格をとるのもひとつですね。あるいはせっかくの自由な時間が与えられたのですから、福祉施設などを訪問してみてどのような仕事があるか、などを自分でみてみるのもよいのではないでしょうか？」
CL「どこか先生の知っている福祉施設はありますか？」
CO「えー、H市の近くにあるT町で老人福祉施設をやっている園長を知っていますが……。よろしければご紹介しますよ」
CL「そうですか？　ぜひお願いします。その福祉施設に早速伺ってみます」
この頃になると、E氏の表情も目に輝きが出て、本来の生き生きとしたものに戻っていた。

ＣＬ「先生……せっかくこのセミナーに参加させて頂きましたが、どうでしょうか？　二八日からも参加しなければいけませんでしょうか？」

ＣＯ「あなたが必要だと思ったらそうなされたらよいと思いますがどうですか？」

ＣＬ「あまり当初の法人化に向けたビジネスプランづくりは、自分にとっては意味のないように思えてきましたので休みたいと思いますが……」

ＣＯ「そうですか？　その旨事務局に伝えておきます。でもどうですか？　最終日に他の受講者の作ったビジネスプランのプレゼンティションがありますが、よろしければ銀行の融資窓口に座っているという仮定で聞き、発表者に経験を生かしコメントをしてくれると有り難いのですか……」

ＣＬ「そうですね。あまり役に立たないとは思いますが、その位でしたら何とか……」

こうして彼との面談を終えた。この間、時間にして一時間半あまり。彼はその後、二八と二九日の両日は休み、プレゼンティションがある最終日に参加し、修了書を渡された。

(3) 結果

当初は創業支援セミナーということで、個人事業から法人化を目指し受講したＥ氏であったが、一時間半程の面談の結果、本来の自分の欲求なり感情を理解し、定年後、何をしたいのか、どうソフトランディングをすべきかを見つけだすことが出来た。

(4) 考察

今回の面談における一連のプロセスを振り返ってみた時、つくづく感じるのは傾聴の重要さである。

ただ、表面的にだけ対応していたとすれば、法人化するためにどうするか、まずはそれを考えていたであろう。

だが傾聴を進めていく中で、Ｅ氏の心が実は別なところにあること、それをＣＯが気づき明確化を図ったことが大きかった。

又、時にはＣＯが面談をリードしていた時もあるが、主役はＥ氏にあることをベースに面談をしてきたことが結果的に良かったのではなかろうか？

なお、産業現場のカウンセリングを行う場合、単に聞き手に徹するのみでは限界がある。この事例においてもＣＯが中小企業診断士ということもあり、法人化ということと、E氏の前歴を重ねることで、疑問に思うか思わないかにより、かなり結果が変わっていたのではと思われる。更に、福祉関係でアドバイスが出来たのも、〝健康・生きがいづくりアドバイザー〟の一人として、筆者にその人脈があればこそであった。

特に効率を求められる産業カウンセラーとしては、そうした必要な知識や人脈は、出来る限り具備している事が望ましい事をこの事例は教えているのではなかろうか？

高齢社会に突入し、ますますE氏のような事例が今後増してくることが予想される。あるいは定年前にもこうしたスタイルでのカウンセリングはより必要になってこよう。

そのためにも相手の言葉よりむしろ〝気持ちと会話する〟という姿勢が必要と思われる。即ちカウンセリング・マインドである。

第三節　潔癖性に悩むM社長の場合

(1) 問題

I社は従業員二十名弱のある部品製造メーカーである。M社長は年齢が五十歳を超えたばかりで二代目の社長に当たる。役員としては彼の弟が専務取締役としているだけで典型的な同族企業である。

筆者がこの企業と関わるようになったのは従業員の仕事への積極さ、前向きさが見えてこない……研修等でそのための意識改革をお願いしたい、ということであった。だがそれを行う過程でM社長に関する問題も露呈することとなった。その問題を片付けていくことは、とりも直さず従業員の意識を変化させていく、ひとつの壁を崩すことでもあった。

(2) 方法

(1) 個別面談の実施

I社において関わりを持ちまず一番最初に行ったのが個別面談である。一人約三〇分……二日がかりで各人の持つ現状や問題点などを中心に聞いた

その中から浮かび上がってきた主な問題は次の三点であった。

①これまで商品開発等でI社に大きな貢献をし、近く定年を迎える役員がおり、それ以降がどうなるか非常に不安であること。

②従業員におけるトップ層への信頼は残念ながら希薄で、とりわけ社長と専務との仲の悪さに危惧を持っていること。

③このままの状態で推移すると、従業員の中に潜在化している転職指向が、いつ顕

在化するかわからないこと。

これらのことを面談で感じつつ、最後はM社長との面談となった。彼とはまだつきあいも浅く、さして互いの人間関係が出来上がっていないこともあり面談の結果の概要を伝え、これからどうするかを主に話し合った。

そしてその後、月一回の割合で、管理職層を中心にして研修を行うこととした。

なおこの面談の中で感じたことは、確かに従業員個々も意識の上でワーカー的考え方が強く〝自分の与えられた仕事をこなせばよい〟とすることを感じる一方で、M社長については交流分析的にいえば〝You are not ok（あなたはOKでない）〟スタイルが極めて強いということであった。

(2)　従業員教育の実施

I社ではこれまでこれといった社員教育はほとんどなされていない。管理職についても同様である。

そこで管理者の立場、役割、そして求められる能力などを初めとして、管理者としてのスキルアップを軸に月一回の割合で研修を行った。実施するに際して感じたことはかなり受講態度が真面目であるということである。そしてこれからの将来を支えていくであろう中堅の数名の社員がどう転ぶかが、とりわけこの企業にとっては非常に重要であることを痛感した。彼らの前向きさを企業としてうまく吸収していけるかどうか……そこが課題であると感じた。

(3)　半年後に再度個別面談を実施

一応、一〇月から研修を進めてきてはいるが、春を迎える四月以降は、それにつれてI社も超繁忙の時期に当たる。

その為、これまでの研修等の成果を踏まえ、その反省と、今後の研修ニーズを把握するべく、四月に個別面談を実施した。

この中で前回の面談の折りに感じた三点は今でも続いており、これらはI社にとっての当面克服していかなければならない課題のように思われた。

なおこの面談での新たな情報として浮かびあがってきたことは、実質、工場をとりしきっているD部長が辞める意向を明らかにしたことであった。これには色々経緯があり、特に昨年、D部長は辞職をしたい旨を伝えたが「部下がまだ育っていない段階で辞めるというのはいかがなものか?」というM社長等の説得もあり踏みとどまったようである。

そして今回、一年を経過し、再度の決断に至ったようなのである。

例によって面談の最後は社長の出番になるが、そこでM社長にD部長の辞める意向について伝えると軽く受け流している感じを受けた。D部長が一年前に辞める思いを伝えたということに対しても「そんなことがあったかなー？」というようなスタイルであった。

加えて、それにつれてM社長から出た次の言葉は、筆者にとっても心をえぐられる思いのするものであった。

「何で今まで研修をしてきたのだろう？」

そこで自分としては、ここで下手に気持ちを抑えるよりも、むしろ真正直にM社長と対峙することの方が重要であり、まさにそれがカウンセリングでいう自己一致の世界であると感じた。

筆者がM社長に主張したのは次の三点である。

①M社長の対応にも表れているように、M社長にとってD部長が辞めることは、他人事ではなかったか？

②〝研修で部下の意識改革を〟というが、どこかで〝人は育たないもの〟という前提がないか？　そして、M社長自身はどれほど変わろうとしているのか？

③そうした姿勢でこのまま研修を続けるということは、問題意識をうえつけることにつながり、逆に前向きな意識を持った従業員が辞めていくことにつながりかねない。

この主な三点の指摘に対し、当初は反論を加え「辞めたい人は辞めればよい！」を繰り返し、会社や業務がうまく行かない原因等を他人にふっていたが、やがて小一時間程して、M社長の中に微妙な変化が表われてきた。これまでの「あなた」が主語であったのが「わたし」を主語にして語るようになってきたのである。M社長が自分自身を振り返りながら発したのは次のような点であった。

①自分自身は潔癖性が強いこと

②I社ではかつて労働争議があり、そのトラウマが今だぬぐいされていないこと

③社長としても定年を迎える役員が辞めてからの我が社の行方が気になること

等々であった。

そしてM社長はひとしきり話し終わった後に、「先生にズバリ核心を突かれたのがショックだった」と、その心情を吐露した。そして「これまでそういう風に言ってくれる人がいなかった」とも言った。

その後、会話を交わす中で「他人に対し厳しく要求することは、逆に自分自身にも

要求されることですよ。苦しくありませんか？」と筆者が尋ねると、実は三ヶ月程前から早朝覚醒等もあって通院していることなどを初めて明らかにした。

(4) M社長が来訪

それから二週間程経過して、M社長が突然、午後の九時頃筆者を尋ねてきた。本人曰く……「このままなら家に帰れない。どこかで気持ちを楽にしないと」……という事らしい。何故、そうした心境になったのか？ その理由は二つあった。

①事務員が辞めると言ってきたこと。

②電話応対のやりとりで妻と口論になり少し気持ちを落ち着かせたいということ。

この中で①についてその辞める要因となったのはM社長にあることが容易に類推できた。又、②についてもM社長なりに多少の原因は自分にあるという風に感じているようにも思えた。

そこで次のような点についてM社長に助言した。

①M社長の性格上、会社にいるから従業員の些細なことでも気になるのだから、少し職場から離れる努力も必要なのでは？

②そのひとつの方法として、例えば地域の経済団体等に入ることなども検討する価

値がある
③趣味などに少し時間を振り分けるなどして、心に余裕を持つことを考えては？
等々であった。
やがてそれから半月程経ちM社長から次のようなFAXが送付されてきた。
①以降、意識的に事務所を離れ、顧客回りなどをしていること
②週一回、水泳教室に通うようにしたこと
③D部長の退職の件については専務が説得し、ひとまず残ることで話しが納まったこと

(5)　その後の研修において
この後、色々と紆余曲折はありながらも、閑散期に入ったこともあり、又、管理職層の研修を再会した。その中で、少しでも良くなる会社を目指そうと「職場の問題解決」を中心に問題点の抽出から始まって問題解決に至るまで、その方向性を対象者全員で探った。

その中でI社が抱える最大の問題点は、意識的な面であると結論づけられた。中でもその内のひとつが〝相手を認めたりほめたり出来ない職場風土〟ということであっ

た。

認めたり、ほめたりすることは、人材育成における基本中の基本である。これについては研修等で既に学んできた。

I社にとって求められていること……それは〃やるか〃〃やらないか〃である。そこで改めて、社長を初め受講者の意思を尋ねてみた。すると〃やりたい〃ということであったので「ならば何から始めるか?」と尋ねてみたところ、「挨拶があまり出来ていないので、まずは職場の挨拶七大用語を決め、それを朝礼の中で実施していこう」ということに当面話が落ち着いた。これを機会に徐々に社内に漂う暗いイメージが変わっていけばと思う。

(3) 結果

M社長との話し合いや、あるいは専務、社員等とのミーティングなども行い、徐々にではあるが第三者である筆者を媒介にして、社内の空気が変わりつつある。

又M社長も従来ネガティブストローク一本やりであったものが、少しずつポジティブストロークも発するようになってきている。又、他団体やサークルへの加入も検討し始めている。

(4) 考察

これまでM社長の軌跡を中心に、この一年余りについてのI社とのカウンセリング手法を活用しての関わりを見てきた。I社にみるまでもなく、わが国の圧倒的多くは中小企業である。特に同族会社がかなりの比重を占めている。

こうした中においてM社長のように一人で悶々と悩みを抱え、ストレス過多に陥っている者も多い。この事例では面談を中心とする積極的傾聴を背景に、時には対決法を用いながらI社、あるいはM社長と接してきた。

カウンセリング、とりわけ産業カウンセリングは効率や利益の観点が、他のカウンセリングと比較してより強く求められる。となると、傾聴のみの〝優しさ〟のみでは対処出来ない場合がある。クライエントの行動変容がカウンセリングの目的とすれば、時には対決法のような〝厳しさ〟が要求されることもある。それらをどう有効に場面や目的により活用していくかである。

それ故、産業カウンセリングには、特定の学派にこだわることなく、色々な技法を必要によって活用する〝折衷主義〟が要求されてくるのではなかろうか？

第四節　キャリア開発に悩むＹ男の場合

(1)　問題

Ｙ男がインテーク面接に訪れたのは昨年六月のことであった。現在、コンビニエンスストアのパートで生計を立てているということであったが、四十五歳という年齢もあり定職に何とかつきたい……そのためにはどうしたらよいかという相談で訪れた。その中で母への反発や、自分と比較し出来のよい弟への対抗心などがあり、せっかく公務員になったものの、一〇年有余で転職。その後生命保険会社の外務員をするなど転々とし、北海道を夢見て当地に来たのだという。

Ｙ男の話を聞いた印象（ボディランゲージも含め）、更には職業興味適性テストなどの結果などから、果たして本人が希望している営業マンが向いているかどうか疑問である旨を率直に伝え、本人にその選択をゆだねた。なお、その際、少し求職を求める地域を広げてみることと、もし必要であればかつての人脈を頼り出身地にＵターンするのもひとつの選択肢ではなかろうかと伝え、一応その場は終了した。

ところがそれから二ヶ月後、Ｙ男が再び訪れた。というのも求職をこまめにしていたかいがあってT住宅会社の、営業の採用内定が届いたのだという。とはいえ、これまで一ヶ月以上もほっぽらかしの状態であったこともあり、Y男本人は「T住宅会社はあまり信頼がおけない」という気持ちが強い。それよりも合同企業説明会で出会った地元のU建設の方が自分には合うのでは、と悩んでいるのだという。主訴はそのどちらを選んだらよいかということであった。

(2) 方法

(1) 二度目の面談にて

筆者としては、まずは就職が内定したT住宅会社であるが時期的に夏季休暇をはさんでいる時期でもあり、一ヶ月程待たせるのも可能性としてはあるのではと伝えた。本人もその事をおおまかには納得したようであったが、それでも自分は過去の営業体験から、営業で使い捨てにされるのでは、という不安がかなり強いように思われた。

だが困ったことがY男にはあった。それはT住宅会社は「九月から出勤せよ」ということであるらしい。もう一方、Y男があこがれているU建設の面接は九月初旬ということであり、その板ばさみにあい、決定が自分ではなかなか下せないように感じた。

その時、筆者にフト思い浮かんだのがU建設のN相談役である。筆者が長年懇意にさせて頂いていることもあり、Ｙ男の了解を得てＮ相談役と会うということにしてその時は別れた。

(2)　三度目の面談等にて

Ｎ相談役も交えて八月二九日、三人での初顔合わせである。一応、Ｕ建設の状況を聞くと共に、Ｙ男の就職が可能かどうかについてＮ相談役に尋ねてみた。彼の話によると、「一応可能性はあるものの、実質的に人事面での中心になっている常務に聞いてみないとわからない」ということであった。ただＮ相談役は、また別な企業においても同様な立場にあるＢ産業のこともあり、こちらの方の選択肢もあるのではないかということであった。どちらにしてもまずは本人が直接Ｕ建設の常務にお願いし会う必要があるのでは、ということで本人も了解し、Ｕ建設とも連絡がとれその日の夕方に会うことになった。

その夜Ｙ男から連絡が入った。「Ｕ建設の常務に会ったがあまり感触が良くない」という。でも相談者としては、やはりＴ住宅会社の方は気が進まず、断ろうという気持ちが強いと言っていた。

(3)　その後の電話でのやりとり

翌日、筆者がY男とN相談役の両者の中に入り、電話でのやりとりが繰り返された。その中で色々と話を進めるうちに、Y男から思いもかけない言葉が返ってきた。ひとつはT住宅会社には手紙で断ろうとしていることと、もうひとつは混乱をしていたのであろうか？「これまで生計の糧であったコンビニエンスストアを辞めてしまった」ということであった。

筆者としてはコンビニエンスストアをとりあえずのより所に就職探しを、と思っていただけにショックだった。

その後彼は、九月八日に当初予定されていたU建設への面接は結局行かずじまい。その為Y男の就職は又、新たに振り出しに戻ることになった。

その後、Y男は何度か自分に電話をよこしN相談役への不満を伝えていた。そしてこれまで少し勉強をしていた宅地建物取引主任者の試験に向け頑張ってみると言っていた。

(3)　結果

Y男はせっかく内定していた就職もけり、加えてこれまでパートタイマーで働いていたコンビニエンスストアを辞めることになった。又、本人が希望していたU建設にも就職出来ず、Y男は新たな就職先探しを余儀なくされた。

(4) 考察

これはキャリアカウンセリングの失敗例としてあえて紹介した。この一連の流れからも推察されるようにY男は非常に筆者に頼っていたきらいがある。それは言い知れぬ生活不安から何とか逃れたいとする心情の表れであり、当然といえるであろう。

これに対してCO側がそうした〝頼りたい〟とするCLの気持ちを過少に評価し、安易にN相談役を介して進めたことがY男に誤った判断？をさせる結果につながったのかも知れない。

ただそうした反省の上に立ってY男と話したところ、Y男は最後には理解を示した。結局はいくつかの場面で意思決定を行っているのはY男本人であり、意思決定は他人のせいには出来ないものであること、そして大事なことはこれまでのように日々に流されることなく、自分のこれまでの棚卸しをし〝何をしたいのか？〟〝ならばどうするのか？〟〝周りで使える資源は何か？〟などを明確にすることが必要であろうということなどについて確認した。

今後のキャリアカウンセリングを進める場合のキーはまさにここにある。カウンセラーとしてはそれをどう上手に導き出し、実現に向けた支援が出来るかであり、産業現場におけるカウンセリングとして極めて重要な課題であろう。

第五節　自己表現力等の不足に悩むＨマネージャーの場合

事例の最後として先述した事例研究法の中で紹介した「インシデント・プロセス法」を活用してまとめてみることにしよう。

後程、詳述するがこの内⑴から⑶まではＰ八八〈表１〉でいえば「課題の提示」から「情報の入手」までに当たる。ここまでは、問題提起者も説明にあたるが⑷の「実際の解決策」については、提起者は口を閉じて、他のメンバーが「どのように解決していったか?」を考える訳である。

そして、一応グループ討議で結論がでた段階で⑷の「実際の解決策」を提起者が発表し、「ケースにより何を学んだか?」について考えるという流れになる。

(1) インシデント（出来事）

Ｈマネージャーは M社における初代の女性マネージャーであり、今後の彼女を主にした店舗運営を考える時、Ｈマネージャーが役職を担える人材に育つか否かは M社の今後に大きく関わってくる。

だが彼女は〝なかなか自分で決断が下せない〟〝自己表現力に欠ける〟などリーダーとして求められる肝心な能力に今一つ欠けるということもあり、M社の人材育成や組織改革を業務として依頼されている筆者にとっても、それをどうクリアしていくかは大きな課題の一つであった。

残すM社との契約期間もあと一年余り。そんな折に自己表現力をＨマネージャーに試させる絶好の機会がやってきた。日頃お世話になっている、ある国の研修機関における「女性管理者養成セミナー」のシンポジウムにおいて筆者がコーディネーターを頼まれた。そのパネリストの一人に実際に活躍している女性管理者を、ということで彼女を登場させようと目論んだのである。もし失敗したら、彼女のみの問題にとどまらず、起用した筆者の責任も問われる。

会社のためにも、筆者自身のためにも、そしてもっと大切なのはＨマネージャーのためにも彼女の発表を成功させなければならない。

(2) インシデントが起こった背景事実

このM社はS市、O市、A市などに一〇店程店舗を持つ。彼女はそのA市地区三店のマネージャーである。上司としては常務が一人いる。彼女はまもなく五十歳。M社に勤務し一七年になる。本社はO市にあり筆者は組織改革や人材育成について顧問契約をしている。二年目から販売士制度を社内に導入し、三級販売士資格取得を正社員への基本的要件としている。

それまでに彼女の能力アップに向けては様々なことが試みられた。

(1)　一九九八年四月から五月にかけて全社員の個別面談を実施し、業務上の問題点や職場の人間関係等を把握する機会とした。その中でHマネージャーについて明らかになったのは次のようなことである。

①指示・命令について部下に対し明確なおとし方が出来ない。
②責任を他人にふるきらいがある。
③他人の話しを聞いているようであまり聞いていない。
④自分ではあまり判断を下そうとしない。
⑤何を言いたいのかわからない時がある。

(2)　二ヶ月に一度、主に店長職以上で研修会を行い、Hマネージャーを出来る限りミーティングリーダーをさせるなど配慮した。

(3) 一九九八年一〇月から翌年の一月にわたりコミュニケーションのスキルアップを図ることを目的に「親業訓練講座」を実施した。この講座は体験学習を軸に、主には親子の間における良好な関係づくりに向けたスキルアップの手法である。とはいえ、一般の社員研修等にもやり方によっては十分に活用出来る。中心は「聞くこと」「話すこと」「対立を解くこと」であるが、Hマネージャーはこの中でも特に「話すこと」、即ち自分自身の気持ちを伝える「わたしメッセージ」を発するのが苦手であることがわかった。

(3) 結果

その研修機関では受講者に対しアンケートをとっている。後述する(4)の経過を経て、このコースでも研修評価が行われた。そして担当の職員からのコメントもある。おかげでシンポジウム全体の評価もよく、職員から彼女に対し次のようなコメントが出された。(職員に配布された資料より抜粋)「H講師は用意してきた原稿を棒読みしていたが、上司から出された課題、問題を地道な努力で次々と克服してきた話には説得力があり、真摯な姿勢、ぬくもりのある内容には感銘、共感を覚えた受講生も多かったと思われる。また来ていただきたい講師である」

このコメントをコピーにとり彼女に後日伝えたが、上司である常務からも「最近、彼女が少しずつ変わってきた」と言われた。

(4) 実際の解決策

それでは彼女はどのようにして変わっていったのであろうか？　一〇月一二日（シンポジウム本番）に向けて筆者が行ったことは次の通りである。

(1)　八月二日……自信のなさも手伝って発表について逃げ腰であった彼女を説得。必要ならばどのような点で筆者の支援が可能かなどについて話し合い、次の三点を決め、発表することになった。

①当日は原稿を読み上げながら発表する。

②発表前に二～三回、社員の前でリハーサルをする。

③発表内容について筆者も随時相談にのる。

(2)　九月一五日……一回目のリハーサルを行った。もう一人女性マネージャーであるSマネージャーにも同席してもらい進めた。書いた原稿を読み上げた程度のもので時間については一五分余りで終わったが、終了後Sマネージャーよりフィードバックをしてもらった。その中の主な点は次の通りである。
①声が一本調子で小さく聞き取りにくい。
②文脈のつながりが悪く話が時々わからなくなる。
③読み終えた時などのニヤニヤが気になる。
④話の具体性に乏しい。
⑤少しはアイ・コンタクトを送って欲しい。
この場では①と③⑤を中心に指導し、それについてはある程度の改善が見られた。②では接続詞をうまく活用することと助言し、④については知らない人が聞くのを前提にして、具体的に話のシーンが浮かぶように文章を書き変えることなどについて課題を与えて別れた。

(3) 九月二一日……二回目のリハーサルを行い、この日は店長職以上を中心に聞いてもらった。一回目のリハーサルの文面はあまり直っていなかったものの、前回よりは声も大きくなり、少しはアイ・コンタクトを送れるようになっており、この間の成果が垣間みられた。そのことを肯定的にフィードバックし、その上で文章をダラダラと書くのではなく短く区切るようにすること、言い切るところはキチンと言い切るように努めることなどについて助言した。

なお、この時「自分が離婚していた」ということを初めて語った。これについては筆者もそうであったが上司である常務も驚いていた。筆者としては彼女の自信のなさや防衛機制が強いのはこの辺に要因があるのではと感じた。又、聞いた仲間から前回にも似たようなフィードバックがあったので、それらも踏まえ筆者としては次のような課題を与えた。

①九月中にこれまでの発表を受けて原稿の手直しをし、発表原稿のつもりで筆者まで送付すること。

②その際内容が変わる時には段落をつけたり、項目立てを行うようにすること。

③事柄が大半を占めているので、自分の悩みや感情の動きなどを率直に自己開示をするように努めること。

④5W1H法の活用などで、より表現を具体的にし、文章を膨らませるようにすること。（現在の倍のボリュームに）

(4)

一〇月一日……九月末に彼女から最終的な原稿が届いたので（A4版にして一五枚程度で前回の倍に膨らんでいた）筆者としては感じるままにペンを入れ「随分良くなった」と肯定的に伝えると共に次のような改善点を付し返送した。

①「わたし」を初めとする主語が少ないので、主語を明確にするように努めるこ

と。

②いくつか状況の見えにくい箇所があるので、それをよりわかりやすくするようにすること。

③自分の感情的側面をもっと前面に出すようにすること。

そして三回目のリハーサルをY店長の立ち会いのもとで行った。会うとすぐにHマネージャーが「先生……手紙にあったように、本当にわたしの文章には主語がないのですね」と語ったのは印象深かった。

この頃になると声の出し方などはそれほど気にならなくなった。又、アイ・コンタクトなどボディランゲージもそれなりに身についてきたように見え、自己開示もかなり素直にされるようになってきていた。聞く限りではセミナーにおける受講者の共感性はかなり感じられるような内容になってきていると感じた。

それは一緒に聞いたY店長も同じで、前回よりも随分とよくなったこと、この調子なら大丈夫だと思う、という言葉がHマネージャーに感想としてフィードバックされた。気持ちが楽になったのか、こうして手伝ってもらって申し訳ないと思ったのか、Hマネージャーの方から「食事を」と誘われ、この夜Y店長と三人でエスニック料理に舌つづみをうった。

(5)　一〇月一二日……シンポジウム本番である。この日九時に講師控室で他のパネリストも交え打ち合わせを行った。Hマネージャーの様子から緊張感でプレッシャーは相当なものであることが理解できた。「昨日はあまり眠れなかったんです」……正直な気持ちであろう。

筆者としては自分自身の経験を話したり（一昨年の夏に行われた中小企業診断協会における講演の折りに自分も食事が満足に喉を通らなかったことｅｔｃ）して「誰でも最初はあがるものですよ」と伝え、気持ちが楽になるように努めた。

いよいよ彼女の出番である。筆者としてはHマネージャーの発表を聞くことが出来ない社長や常務のためにと、本人の振り返りの為に彼女には内緒でテープレコーダーを用意し記録をとることにした。（残念ながら結果的には場所が少し離れていたため失敗に終わったが……）

やはり大方は原稿を見ての発表であった。だが最初はあがった様子が見られたものの、徐々に雰囲気にも慣れリハーサルの成果が出たように思われた。途中、二度程、笑いを誘う場面もあった。中には共感性からか涙をぬぐっていた受講者もいた。

又、発表後における受講者のやりとりの場面でも結構上手に対応していたのがうかがえた。

(5) 考察

Hマネージャーのこの三年余りの変身は亀の歩みにも似たものであるが、徐々にマネージャーらしさが身に付き始めたといえるであろう。彼女の発表の中でもふれられていたが、自らがマネージャーとしての自覚に燃えて、この間部下が三級販売士に合格する中で、二級販売士にあえて挑戦し合格するなどもHマネージャーの前向きさを表している一例である。

企業における教育の基本は〝どう経験の場づくりをしていくか〟ということではなかろうか？ 筆者としてはその経験の場をパネリストとしてのHマネージャーに求めたということが出来る。そしてその中で第三者の支援者としてどう関わることが出来るかを考え、Hマネージャーを主役にして答えを見つけながら共に歩んできたことが効を奏したといえば言えるであろう。

ただここで忘れてはならないのは、M社におけるHマネージャーを取り巻く環境づくりということである。即ち、上司である常務とも連携をとり、少しずつ職場での定型的な仕事を減らしていったこと。加えてHマネージャーを支える店長候補が少しずつ力をつけてきたことなどが大きいと思われる。

これからはより一層、職場の中における高齢化が進展し、どうその人なりのキャリア開発をはかっていくかが重要になる。会社としても、そして従業員個々にしてもエンプロイ・アビリティ（雇用される能力）をどう高めていくか、そのためには産業カウンセラーとしての役割はより高まり、その時々において活用できる幅広い理論や知識が求められてこよう。

◇改めてインシデント・プロセス法について

先述したが、ここで改めてインデント・プロセス法について考えてみたい。

まずは「インシデント」（出来事）であるが、これについては本来、もっと項目としてまとめ単純化するとよい。（ここでは事例ということであえて詳しく記してあるが……）そしてその「インシデント」がやがてどうなったか……即ち「結果」が明らかにされる。

その「インシデント」と「結果」に向けた過程……即ちプロセスがブラックボックスになっている。そこで問題提起者にその「インシデントが起こった背景事実」について質問による「事実の収集」が行われる。

この段階を過ぎると問題提起者はダンマリを決め込む。したがって事実過程を知らない者同士が、どうしてそういう「結果」になったのか、あるいはあなたがカウンセラーならどう関わるかなど、そのプロセスについてワイワイガヤガヤとやりあうことになる。そしてグループとしての意見をまとめ発表する。

次に実際にはどのように解決をしていったかという「実際の解決策」を問題提起者が明らかにする。そこで互いのやり方の検討が比較をしながら行われる。他のグループからも同様に発表が行われれば、当然、色々な方法が検討されたことになる。

これらを受けて最後に問題提起者も交えて、〝この事例から何を学んだか〟について考察する。こうした一連のステップを踏んで事例研究が進められる。

このように結構楽しく学ぶことが出来るのがインシデント・プロセス法の特徴である。産業カウンセリングにおいても、事例研究法のひとつとして今後、おおいに取り入れる価値のある手法である。

第五章

産業カウンセリングの今後の展望

第一節　産業カウンセリングの現状と課題

社団法人日本産業カウンセラー協会では二〇〇〇（平成一二）年に労働省（現 厚生労働省）の委嘱を受けて会員対象に「産業カウンセリング調査」を実施した。その報告書の中から現状としていくつかの特徴をピックアップしてふれてみたい。（参考：社団法人日本産業カウンセラー協会、厚生労働省発行「産業カウンセリング調査報告」）

この調査の対象者は協会員六、八八八人で、その内有効回収数は二、四三五人（有効回収率三五・三％）である。なおこの回答者の男女の内訳は男性が九六一人、女性は一、四七三人となっている。

◇　職種的には男性が管理職、女性は医療職が多い。

回答の中で職種を尋ねてみたところ男性においては管理職が約四分の一を占め、女性においては医療職が約五分の一を占めている。次に男女共に多かったのがカウンセラーである。

又、その他の性別における特徴としては男性がコンサルタントなど、どちらかという経営管理に関わっている者が多いのに対し、女性は主婦層やあるいは教職についている者などが多い。

◇学習動機としては「人間への興味・関心」などが高い。

産業カウンセリングの学習動機（二肢選択）については当然ともいえるが「カウンセリング心理学等に興味があったから」がトップで全体の四割強に当たる。

その他では「職場または仕事上必要性を感じたから」が約四割と今日の産業現場におけるカウンセリングの必要性を説いている。その他には「自分自身の生きがい対策の一つとして」「自分の職域を広げるために」などが続いている。

◇人間関係づくりに役立つカウンセリング活動

産業カウンセラーの活動領域について尋ねてみたところ上位五項目は次のようになった。

①職場の人間関係に活用している。
②家族、友人など身近な生活場面で活用している。
③相談員、産業カウンセラーとして活動している。

④メンタルヘルスの講演、研修をする。
⑤職場の中で活用している。

このようにカウンセリング活動が豊かな人間関係づくりに役立っているのが理解できる。

◇企業においてまだまだ認知の度合が低い産業カウンセリング

こうして色々とプラス面の多い産業カウンセリングであるが、その実態はどうかというと、まだまだ認知度は残念ながら低い。というのは「産業カウンセリングについてどのように認識しているか」を質問しているが、答えとしては「企業は産業カウンセリングの役割を十分に理解していない」がトップで、「企業の中でメンタルヘルスに関してまだ十分理解が得られていない」「管理者のメンタルヘルスに関する理解は不足している」と続いていることにもそれが読みとれる。

カウンセリングの必要性は感じながらも実際にはなかなかそこまで意識がいっておらず、その中でもがき苦しんでいる産業カウンセラー像が浮かび上がってくる。

◇求められるカウンセリングルームの普及と利用に向けた改善

それでは実際にどの位、カウンセリングルーム(相談室)があるのであろうか？　回答者の三割強が「ある」と答え、これに「もうすぐできる予定」「企業・労組等が契約した相談室がある」を加えると約三八％になる。

回答者が協会の会員ということを考慮し、全国にカウンセリングルームのある企業ということを考えると、本来はもっと低い数字になるのではと予測される。

次にカウンセリングルームの活用ということではどうなのであろうか？　先述の質問で「ある」と答えた者に「カウンセリングルームは気楽に利用されていると思いますか？」と尋ねてみたところ「気楽に利用されていると思う」が二五・七％、「利用されていないと思う」が三五・六％と、一〇ポイント程後者が高い。

なおこれに付随して「カウンセリングルームを利用しにくい要因があるとしたら何だと思いますか？」と聞いてみると、「守秘義務についての疑念がぬぐいきれてない」をトップに「社内的に利用しにくい雰囲気がある」、「仕事が忙しすぎて、勤務時間中にいく暇がない」、「ＰＲが不足」などの回答が出ている。

これらをいかに克服し、カウンセリングルームをできるだけ利用しやすいものにしていくか、今後の産業カウンセリングにおける大きな課題である。

◇将来はますます重みを増す産業カウンセリング

この調査では「あなたは企業の現状や世情から判断して産業カウンセリングの将来性をどう考えますか?」と聞いている。この質問に対する上位五項目は次のようになっている。

①必要性が更に増すと思う。
②勤労者への相談、ストレス対応の分野の必要性は増す。
③必要性は増すにもかかわらず企業としては力を入れないと思う。
④キャリアカウンセリングの分野は今以上に社会的ニーズが起こる。
⑤企業に配置を義務づけるなど法的措置を講じない限り現状のままで推移すると思われる。

このように実際にはどうかという危惧を持ちながらも、全般的には〝これまで以上にその必要性が高まる〟という認識が見え隠れしている。将来に向けこうした追い風を上手に受けて、産業現場にカウンセリングをうまく根づかせていくことが大切である。そのためにはこうした協会等の活動強化も勿論だが、カウンセリングに携わる者の自己研鑽等が何よりも求められよう。

第二節　産業カウンセリングの今後の展開

先述した現状と課題にも見られるように、今後、産業現場におけるカウンセリングの機会は、その必要性等からより一層、高くなってくるに違いない。

しかも従来、カウンセリングとして色濃かった〝治すカウンセリング〟から、〝育てるカウンセリング〟へとシフトを移していくのに伴い、カウンセリングの形態も様々な形で多様化していくのではなかろうか？　カウンセリングルームの有無から始まって、社内スタッフで行うか、あるいは社外スタッフを活用するか、電話やメールによる相談を取り入れるか否か、個別のカウンセリングか、グループカウンセリングか等々である。

これらカウンセリングにおいては企業サイドで取り組むということも勿論あろうが、労働者サイドからにしても無視の出来ないテーマである。今日、キャリア開発の必要性やリストラの横行などを背景に、労働組合としても前向きに取り組んでいる所が表れてきている。

ここでその一例として電機メーカーの労働組合で構成する産業別労働組合である電

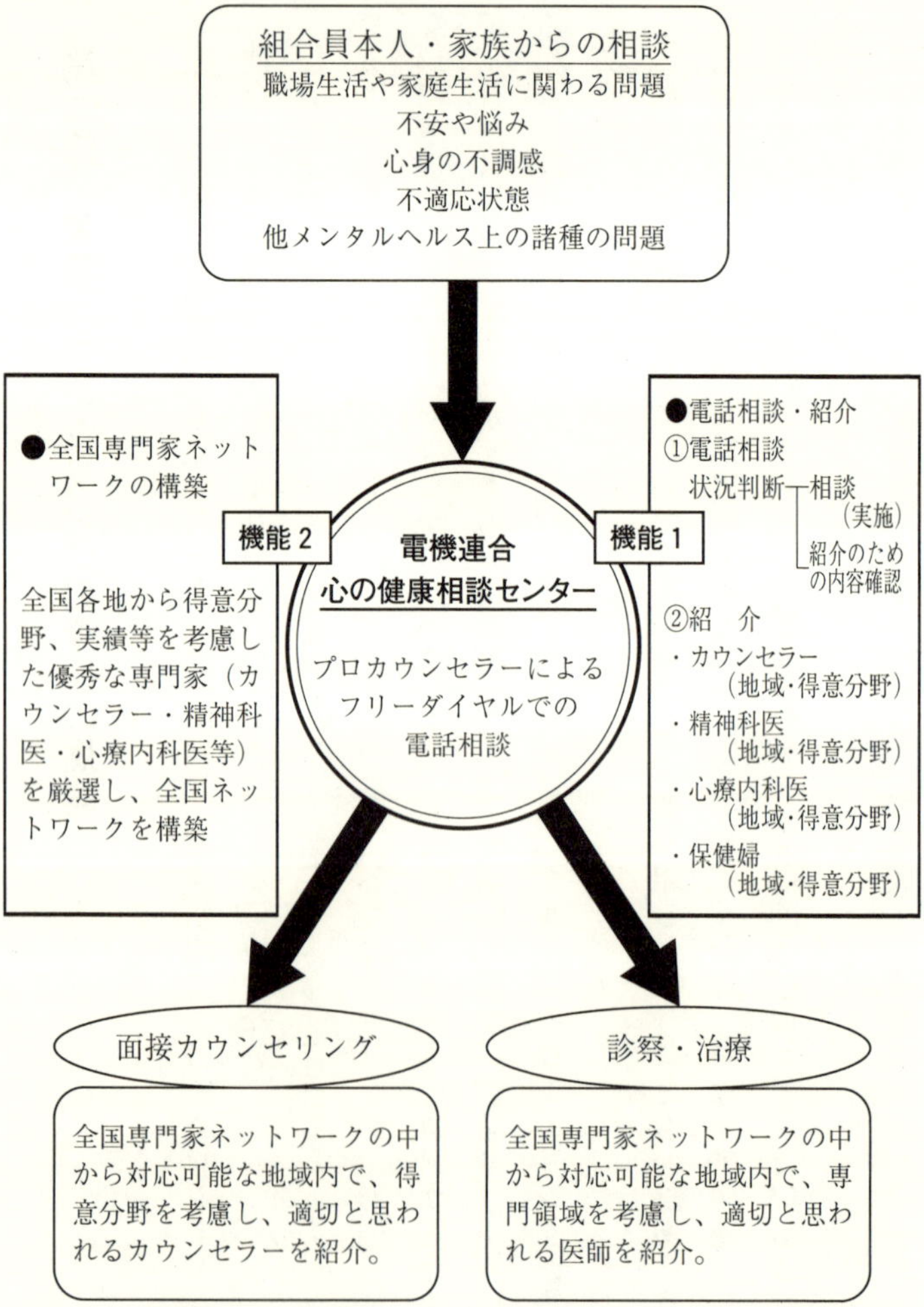
組合員本人・家族からの相談
職場生活や家庭生活に関わる問題
不安や悩み
心身の不調感
不適応状態
他メンタルヘルス上の諸種の問題
●全国専門家ネットワークの構築
全国各地から得意分野、実績等を考慮した優秀な専門家（カウンセラー・精神科医・心療内科医等）を厳選し、全国ネットワークを構築
機能2
電機連合
心の健康相談センター
プロカウンセラーによるフリーダイヤルでの電話相談
機能1
●電話相談・紹介
①電話相談
状況判断
相談（実施）
紹介のための内容確認
②紹　介
・カウンセラー（地域・得意分野）
・精神科医（地域・得意分野）
・心療内科医（地域・得意分野）
・保健婦（地域・得意分野）
面接カウンセリング
全国専門家ネットワークの中から対応可能な地域内で、得意分野を考慮し、適切と思われるカウンセラーを紹介。
診察・治療
全国専門家ネットワークの中から対応可能な地域内で、専門領域を考慮し、適切と思われる医師を紹介。

図1．電機連合メンタルヘルスサポートシステム　全体概要

機連合の取り組みを紹介する。全体の概要を示すと〈図1〉のようになる。

ここでは「ハートフルセンター」と称し、一九九九年一月から、在籍する八〇万人の組合員とその家族を対象にメンタルヘルスのサポートに取り組みを始めた。こうして産業別の労働組合が、全国規模で、組合員と家族のサポートをするのは世界でも初めての試みである。

この取り組みの中心になるのはフリーダイヤルでの電話相談である。そして電話相談では対処しきれない事例については、全国の専門家によるネットワークを組み、直接相談・カウンセリングや、診察・治療の専門家を紹介しようとするものであり、今後の更なる発展が注目される。

電機産業業界は世界規模での企業競争の中で技術革新が激しいことはもとより、雇用や処遇制度の変革を余儀なくされる等、そうした精神的負担が働く者の〝こころの健康〟に大きな影響を及ぼしているのは誰の目にも明らかである。そうした点に着目し、この「ハートフルセンター」が設立された。考えてみると経済のグローバル化を受けてこれはひとり、電気産業のみに必要な現象では決して無い。大小の違いはあるもののすべての産業に共通するものといえるであろう。

しかもそれらに加えて時代は確実に、高齢化社会の到来や勤労観の変化等から、人材の流動化を加速させていく。そうすると大切になってくるのがキャリア開発を始めとする〝育てるカウンセリング〟である。それらは働く側からいうと〝働きがい〟に直結すると共にＱＯＬ（Quality of life：生活の質）にももろに影響を与えてゆく。経済の成熟化に伴い、労働者の欲求が高度化していく中で、今後は労使の枠を超えての社会的取り組みとしてカウンセリングが求められてくることは、時代の流れからして当然ではなかろうか？

厚生労働省ではそうした時代背景を受けて「キャリアコンサルタント」の養成に乗り出しているが、これなどもまさにその表れである。

この二一世紀はそうした意味でいうと〝心の世紀〟と言っても過言ではないであろう。それは〝こころ〟のありようが真に求められる時代と言いかえることも出来る。

第三節　産業カウンセリングの態様

態様ということからいえば色々の括り方があると思われるが、ここではラインでのカウンセリングや社内の専門家によるカウンセリングと、もう一方、社外の専門家によるカウンセリングということで考えてみたい。

これには当然一長一短がある。〈図2〉はそのメリット、デメリットを一覧にしたものである。

多少の説明を加えたい。

まずは管理職などラインも含め社内スタッフによるカウンセリングである。

これには次のようなメリットが考えられる。

○仕事について共通認識があり、問題解決が図り易い。

○相談者の能力や考え方、あるいは行動パターンについて熟知しやすくなる。

○カウンセリングの中にキャリア開発も含めた部下育成という視点を加えることが可能となる。

○互いのやりとりの中で組織の中での相談者の方向性を定めることは、どちらかというと容易である。

一方、デメリットとして考えられることは。

○関係が近いゆえに逆に本音が出しにくい。

○上下関係が存在するゆえ、日頃から信頼関係がなければカウンセリングが成立しにくい。

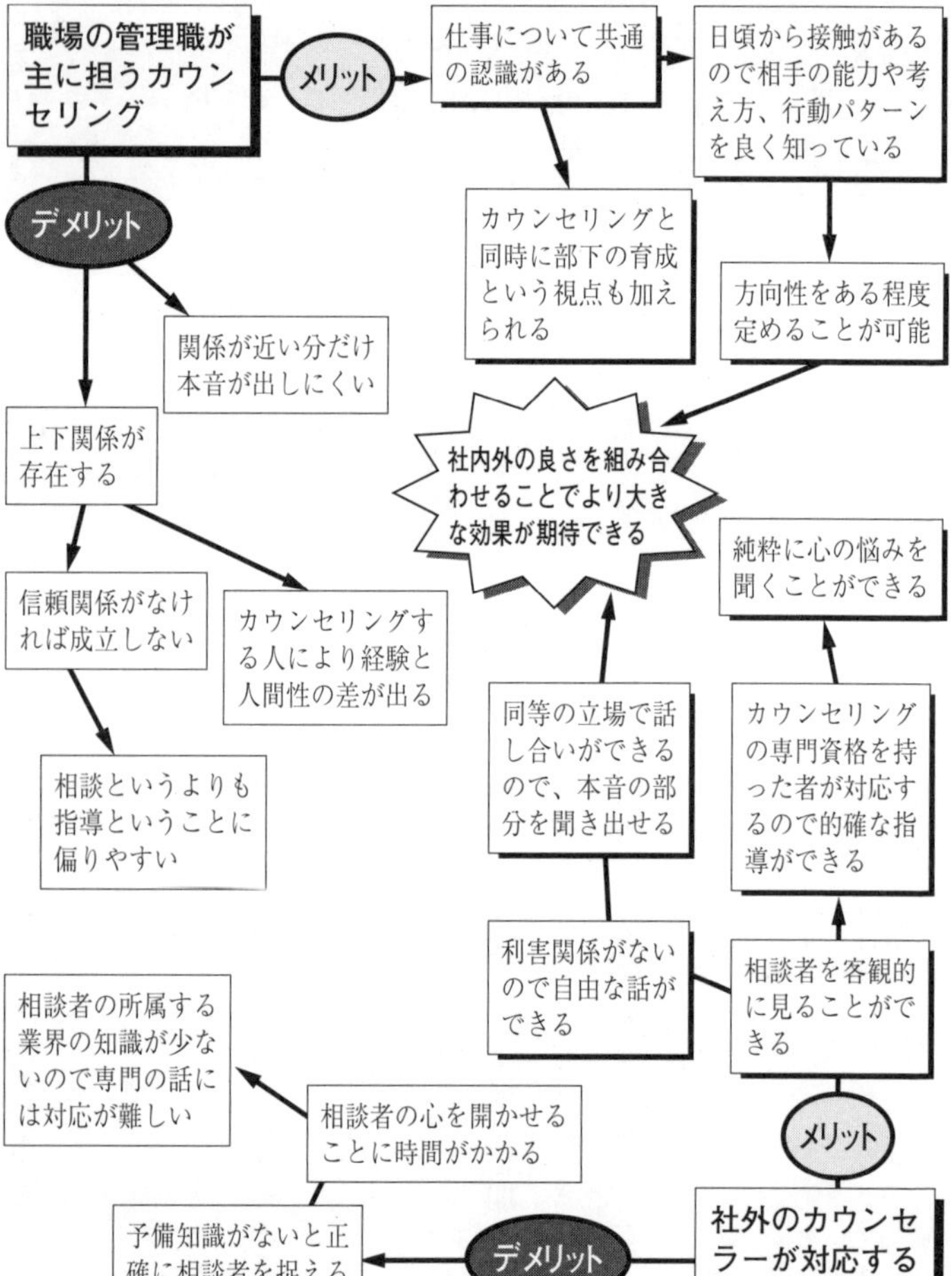
相談者の所属する業界の知識が少ないので専門の話には対応が難しい
相談者の心を開かせることに時間がかかる
予備知識がないと正確に相談者を捉えることができない
社外のカウンセラーが対応するカウンセリング

日頃から接触があるので相手の能力や考え方、行動パターンを良く知っている

社内外の良さを組み合わせることでより大きな効果が期待できる

同等の立場で話し合いができるので、本音の部分を聞き出せる

図２．社内・社外によるカウンセリングのメリット・デメリット

○秘密が守られるかどうかの疑念がつきまとう。
○相談というよりもどちらかというと指導という形になりやすい。
○上下関係とは別の、経験と人間性の差でカウンセリングの成否に大きく影響を与える。

次に社外スタッフによるカウンセリングについて考えてみよう。
メリットについては次のようなことが考えられる。
○第三者ゆえに相談者を客観的に見ることが可能である。
○上下のような利害関係が少ないので自由な雰囲気を作りやすい。
○同じ目線で会話出来るために、本音を引き出しやすい。
○カウンセリングの専門家が携わるため、的確な指導なり対応が出来る。
○したがって社内スタッフよりも純粋に心の悩みに対処しやすい。

一方、デメリットとしては次のようなことがあげられる。
○予備知識がなければ相談者の相談内容を把握するのに時間を要す。
○部外者なので人によっては警戒心をもたれ話が出来ない場合もある。
○とりわけ業務の専門的なことがとなると、内容がわからず対応が難しい。

○相談日、相談時間など、社内スタッフより制約条件が多い。

このほかにも社内スタッフ、社外スタッフの数多くのメリット、デメリットが考えられようが、こうしたメリット面を考慮に入れてうまく使い分けていくことが大切である。これらのメリットを上手に組み合わせることができれば、ハイブリッド的にもっと大きなメリットを引き出すことができる。産業カウンセリングの成果は倍加していくことになろう。前章第5節などはその好例のひとつである。

第四節　今後の産業カウンセリングに求められるもの

カウンセリングの目的とは「行動の変容」にこそある。即ち企業人を例にとれば、職場不適応状態の者がそれにより改善され生き生きと働けるようになる。あるいは会議でこれまで発言出来なかった社員が発言するようになる、などがその例に当たる。共感をベースにしながら、言語的あるいは非言語的コミュニケーションを手段にして、そうした改善に向け相談者を援助していくのがカウンセリングである。

ところで産業カウンセリングの場合、〝カウンセリング〟の前に〝産業〟の二文字がついている。同じカウンセリングであっても、この二文字が持つ意味は大きい。

企業とは社会の公器であり、ゴーイング・コンサーン（生き続ける企業）としての役割を持っている。生き続けるためには当然利益が追求され効率が求められる。国際競争の中で勝ち抜いていくことが求められる時代となればなおさらである。

今日のように不況が長引いてくると、〝人・物・金〟といわれる三大経営資源の中でも、リストラという言葉に代表されるように、とりわけ人が犠牲になりやすい。何故ならこれが固定費の削減に最も顕著に効果が表れるからに他ならない。

しかも時代は人材の流動化に大きく動いている。これまでのように労使こぞって終身雇用制に身を置いていた時代と異なり、従来の正社員に代わる選択肢は数多くある。となってくると、カウンセリングといってもそうゆったりと構えてばかりはいられない。単に相談者との対応のみではなく、必要ならば組織や制度などに働きかけていくことが要求される。又、キャリアカウンセリングなどになってくると、社会の動きや将来への流れなども視野に入れて、より幅広く、より長い目で見た対応も求められてくる。

しかもそれは職場だけで問題が解決するわけではないことも多い。例えばその背景にある家族である。家族との関わりをどうするか……まさにそうした関係改善も要求されてくる。

こうみると産業カウンセリングでは、カウンセリングの基本である〝聴く技術〟を行使するだけでは、問題解決が難しい場合がままある。

時には必要であればガイダンスやコンサルテーション等も交えて、身の回りにあるあらゆる資源を、相談者の問題解決に向けて総動員していく姿勢が必要である。

その為にも特定のカウンセリングの方法論だけに固執しない度量の深さが求められる。となると、産業カウンセリングにおいては〝折衷主義的アプローチ〟、包括的なカウンセリングが有効な手段となってこよう。

これらの実践を通じて、アメリカが概してそうであるように、わが国においても産業カウンセリングを導入する前と導入した以降がどう変わったか、の結果測定を産業カウンセリングに携わる人々がそろそろ発表していかなければならない時期を迎えているといえる。産業カウンセラーがこれまでの公的資格から、国が所管する技能審査の見直しにより、民間資格へと変わった今、産業カウンセリングそのものが真の必要性を問われる重要な分岐点にさしかかっているのではなかろうか？

加えて、産業カウンセリングに携わるものとしてぜひ念頭に置いておきたいのは、カウンセリングというものを〝前向きで、明るいものである〟というイメージに作り変えてゆくことである。これは〝育てるカウンセリング〟を展開する上では、避けて通れない道でもある。そうすることで、わが国におけるカウンセリングが単に一過性のブームに終わることなく、幅広く社会に定着し認知を受ける近道でもある。

このように産業カウンセリングでは相談者個々の援助はもとより、カウンセリングを行うことによって〝産業現場の期待に応えていくこと〟にその意義があることをぜひ忘れないようにしたいものである。

第五節　産業カウンセリングに関係する主な各種資格

産業カウンセリングに関する資格は考え方や枠組みにもよるが数多くある。広義でみれば社会保険労務士や労働衛生コンサルタントなどもそれに類する資格であろう。もう一方で狭義にカウンセリングが「こころの病」と向きあうものであるとすれば、臨床心理士はその最良の役割を担う。しかし健康人もしくは半健康人を対象とした産業現場におけるカウンセリングということを考える時、日常的に職場で業務に携わっている者が相談者の前提となる。そうなると臨床心理士は「こころの病」を直す専門家ではあるが、産業カウンセリングという観点からすると、うがった見方をすれば少し的が違うかも知れない。

ここで筆者なりに勝手に、そうした視点から産業カウンセリングに関するいくつかの資格をクローズアップしてみたい。なお産業カウンセラーについては第六章で詳述する。又、この他にも数多くの関連資格があることを付記しておきたい。

(1) 日本カウンセリング学会認定カウンセラー

日本カウンセリング学会はカウンセリングの全領域にわたるわが国唯一の学会であり、会員は四千五百名を超えている。この学会が認定している資格が通称「認定カウンセラー」と称されている。この資格で、一九八六年度（昭和六一）から認定業務が行われ二〇〇二（平成一四）年三月末現在の認定カウンセラーは四百三十名である。

この資格を取得するには大きく分けて二つの方法がある。ひとつは第一方式と称されているもので「書類審査による認定方式」である。もうひとつは二〇〇〇（平成一二）年度から新たに導入されたもので第二方式と言われ「筆記・技能試験による認定方式」である。

このどちらの方式にしても、受験資格として「本学会」に入会して二年以上経過していることを基本的に必要としている。

ところでこの両方式について内容をおおまかに述べると次の通りである。

(1)　書類審査による認定方式

①スーパービジョン

左記の四項目をみたしていることを条件に学会が委嘱したスーパーバイザーから最低三回の指導を受ける。

②学会発表

学会発表を二回（その内一回は本学会での発表）行っていること。

③研修会・研究会・講演会などへの参加

本学会主催の研修会等で合計一五時間以上参加していること。

④グループ体験

エンカウンターなどグループ体験への参加経験が一五時間以上あること。

⑤印刷物

学会誌に論文が掲載されるなど（現場の実践報告や研究報告の類でも可）二篇以上著していること。

以上の五つの条件を満たした後、三〇分の面接も含む総合評価で認定カウンセラーとしての適否を判定する。

(2) 筆記・技能試験による認定方式

①受験資格

日本カウンセリング学会「カウンセラー養成カリキュラム」研修基準について、以下の内容で合計一六〇時間以上学習していること。

○カウンセリングの基礎・基本　五時間以上
○カウンセリングの理論・技法　二〇時間以上
○心理アセスメント　一五時間以上
○カウンセリングの実習（演習）　六〇時間以上

②試験方法

(ア) 筆記試験

筆記試験は次の四区分から出題し、領域ごとに合否を判定する。否となった領域については三年間に限り再試験を認める。

○カウンセリングの基礎・基本
○カウンセリングの理論・技法
○心理アセスメント

○専門カウンセリング領域

(イ) 技能試験

技能試験は面接により行う。但し、大学院や研修会等でスーパービジョンを受けていることを申請し、資格認定委員会が認定した場合は、技能試験を免除する。

◇問い合わせ先

日本カウンセリング学会事務局

〒一一二—〇〇一二　東京都文京区大塚三—二九—一

筑波大学教育研究科　田上研究室気付

ＴＥＬ・ＦＡＸ　〇三—三九四二—六八三三

(2) キャリア・デベロップメント・アドバイザー

キャリアカウンセラーの資格としてここではキャリア・デベロップメント・アドバイザー（以下略称ＣＤＡ）について紹介する。ＣＤＡの認定を行うのは社団法人全国産業人能力開発団体連合会である。

このＣＤＡは、キャリアカウンセリングの理論とスキルを修得した専門家としての資格であり、主な内容については次の通りである。

(1)　CDAの受験資格

①下記のいずれに該当する者

○短大卒業以上の学歴を有する者

○五年以上の実務経験を有する者

②JAD（社団法人全国産業人能力開発団体連合会）の認定するCDAカリキュラム（(2)に記した修得すべき能力）の修了

(2)　CDAが修得すべき一二の能力

○支援するスキル

○固有なニーズを持つ人々への対応スキル

○倫理的・法律的問題

○指導と学習

○キャリア・デベロップメントのモデル

○アセスメント

○テクノロジー

○労働市場情報および資源

○求職活動のスキル
○トレーニング
○プログラムの管理と実施
○普及とPR活動

この一二の能力についてJADでは「キャリアカウンセラー養成講座」として「通信教育講座（添削問題を全回提出し、その平均点が六〇点以上にて修了）」と「通学コース（六日間の全課程の履修で修了）」があり、この両方のカリキュラムを修了することにより受験資格が与えられる。

◇問い合わせ先
特定非営利活動（NPO）法人日本キャリア開発協会
〒一一〇－〇〇〇七　東京都台東区上野公園一八－七
TEL　〇三－五八一一－五一－八九七二
FAX　〇三－三五一一－一－五〇五五

(3) 家族相談士

産業カウンセリングといってもそれは決して職場のみで考えれば良いというものではない。その内の代表例が家族である。家族とのありようがどうかが、その人の業務にもろに影響してくるからである。その為、家族との日頃から良好な関係づくりが求められる。ところで先述したように〝家族療法〟という言葉を最近よく耳にするようになった。それに関する資格が「家族相談士」である。これは日本家族心理学会と日本家族カウンセリング協会が認定する資格であり、一九九二年より実施されている。

(1) 家族相談士の受験資格

①日本家族カウンセリング協会、又は日本家族心理学会に入会して二年以上経験した者で、両団体が主催する研修会、又はワークショップで、所定の学習を修めると共に臨床経験を有する者

②家族心理学の領域で、研究業績及び臨床実績を有する者

なお①でいう所定の学習とは次の領域と時間をいう。

○人間発達研究の領域　一二時間以上

○夫婦・家族研究の領域　二四時間以上

○夫婦・家族療法の領域　　　二四時間以上
○倫理・法律の領域　　　　　六時間以上
　　　　　　　　　　　　　計六六時間以上

(2)　家族相談士養成講座
一九九七年より先述した両団体が共催し開催している。これは約半年間にわたり、上記の学習領域に沿って家族カウンセリングを中心に学ぶもので、この講座を修了すると認定試験に向けての受験資格が与えられる。

なおこの養成講座の受講資格としては「日本家族心理学会または日本家族カウンセリング協会に一年以上在籍している者」や「臨床心理士、日本カウンセリング学会認定カウンセラー、厚生労働省認定産業カウンセラー（初級以上）の有資格者」等、いくつかの条件の内いずれかに該当する者で臨床経験を有する者

◇問い合わせ先
家族心理士・家族相談士資格認定機構事務局
〒一六六—〇〇〇三　東京都杉並区高円寺南一—七—八—一〇二
TEL　〇三—三三一六—一九五五

ＦＡＸ　〇三－三三一六－一九五六

(4) 交流分析士

(1)　交流分析士二級

ＴＡ（交流分析）の各理論の基本的レベル、内容を理解しており、自己の日常生活へ応用したり、自己自身を分析・理解し、自己の成長への意欲と行動力を有するものに与えられる資格で、受験資格や試験方法については次の通りである。

①受験資格

(ア)　日本交流分析協会の会員であり、会員としての義務を果たし会員たるにふさわしい者

(イ)　ＴＡについて初歩的・入門的知識の理解があり、本協会指導会員又は同等以上の指導者のもとで四〇時間以上の研修受講経験があること

②試験方法

資格認定への流れはつぎのようになる。

受験申込書の提出 → 資格認定研修会とテスト → 面接テスト

資格認定研修会では構造分析から脚本分析にいたる七つのジャンル全体を対象とした基礎的、入門的、知識の学習を行う。なお研修会直後に筆記テストが行われる。

(2)　交流分析士一級

交流分析士二級としての経験が必要でＴＡ（交流分析）の各理論をほぼマスターし、生活の各場面（家庭、学校、職場等）において、それを実践・活用し、そのレベルを向上させることができる。又、集団生活の中でも、対個人グループに対して、ＴＡを応用して円滑な人間関係の形成とリーダーシップを発揮しうる能力を持ち、有為な役割を発揮することが出来ると認められるものに与えられる。具体的な受験資格としては次の通りである。なお試験方法等については二級に準じて行われる。

(ア)　日本交流分析協会の会員であり、会員としての義務を果たし、会員たるにふさわしい者

(イ)　日本交流分析協会の指導会員（教授又は準教授）またはこれと同等以上の

者のもとで交流分析士二級を取得後、三〇時間以上の研修を受講した者

◇問い合わせ先

特定非営利活動（NPO）法人　日本交流分析協会
〒一〇一―〇〇五四　東京都千代田区神田錦町三―一九―二一　橋ビル三F
TEL　〇三―五二八二―一五六五
FAX　〇三―五二八二―一五六六

第六章
産業カウンセラーへの道

第一節 「産業カウンセラー」とは？

カウンセラー資格には前述したものを含め、まだ数多くある。特にその中でも「産業カウンセラー」という資格が広がりを見せている。

この資格は社団法人日本産業カウンセラー協会が試験を実施し資格を付与してきた。この協会の長年の努力が認められ平成四年度から労働省（現厚生労働省）の技能審査認定規定による公的資格として認定されるに至った。

この技能審査認定に際しては厚生労働省は次のように解説している。「企業内の労働者に対して心理学的手法による相談業務を行う産業カウンセラーの職業能力水準の確保と向上に資するため、業務に必要な知識および技能についてその程度を審査し、証明するものである」……と。

この産業カウンセラーは初級・中級・上級と三つのクラスに別れ、学科試験と実技試験とで構成されている。各級によりそのねらいとするものは当然違ってくる。試験は学科試験と実技試験が実施され、いずれか一方に合格した者は、試験が実施された年度の翌年度及び翌々年度の同一級の当該学科試験又は実技試験の免除を受けることができる。公的資格ということもあり、その受験者、そしてそれに伴い資格取得者が急増している。しかし二〇〇一年九月末日をもって国の行政改革の一環として認定制度廃止を受けて平成一四年度からの産業カウンセラー資格取得者には「厚生労働省認定」という冠がつかなくなるが、産業カウンセラーの活躍の場の拡がりもあり、協会認定の資格としての希望も多い。今後、この資格自体が社会的認知をどう築きあげていくかという正念場を迎えているといえよう。

第二節　産業カウンセラーの資格と受験の仕組み

(1)　初級産業カウンセラー

これは産業カウンセラーの入り口に当たる資格である。主には個人を対象とした相談業務等に当たる。資格取得者は受験希望者の増加とあいまって、急増の一途を辿っている。これを受験する為には次のいずれかに該当することが求められる。

①　心理学または心理学隣接諸科学を専攻し、学士の称号を有する者

②　旧大学令による大学において、心理学または心理学隣接諸科学を専攻し卒業した者

③　カウンセリング業務又は人事労務管理に従事した期間が通算四年以上である者
④　成年に達した者で、協会が自らもしくは他に委託して行う産業カウンセリング講座又は試験委員会がこれと同等以上の水準にあるものとして認定した類似の講座を終了した者

試験はこれらの知識や技能等について問う形でマークシート方式による学科試験、小論文と、実技試験が行われる。

ところで受験者の多くは上記に記した受験要件の内、一般的に④を利用するケースが多い。そこで試験の概要を知る意味から社団法人日本産業カウンセラー協会が発行する「初級産業カウンセラー養成講座テキスト」からその概要を拾ってみる。

一、産業カウンセリング概論
㈠産業カウンセリングの発展
㈡産業カウンセラーの役割と活動
㈢産業組織と人事労務管理
㈣産業カウンセリングに関わる労働関係法
二、カウンセリングの原理および技法
㈠カウンセリングの原理

(二)カウンセリングの理論
(三)傾聴の意義と技法
三、パーソナリティ理論
(一)パーソナリティ理論
(二)心理テストの利用
四、職場メンタルヘルス
(一)職場のメンタルヘルスケア
(二)産業カウンセラーに必要な産業精神保健の基礎知識
五、事例検討
(一)事例検討の進め方
(二)逐語記録作成と対話分析

その他、「実技・実習」や「在宅研修」も加えて約七ヶ月、一六〇時間をかけて、じっくりと体系的に学び、受験ということになる。

初級産業カウンセラー試験は毎年、全国各地で実施されており、ちなみに平成一三年度における合格率は六八・五％となっている。二〇〇一（平成一三）年三月末現在の資格取得者数は一万三千四百十九名である。

(2) 中級産業カウンセラー

初級産業カウンセラーと比較し、中級産業カウンセラーはその活躍舞台が飛躍的に広がる。幅広い知識や技能を活用したカウンセリングはもちろんのこと、初級産業カウンセラーのようにクライエント個人へのアプローチを初め、管理・監督者の教育訓練や制度などを通じたグループや組織などへの働きかけ、ひいては単に職場のみにとどまらず、より幅広く地域の関係づくり等にも携わる例も多い。

二〇〇一(平成一三)年三月末現在の資格取得者数は三百九十九名と増加の傾向を示しているものの、まだそれほど多いとはいえない。

ところでこの中級産業カウンセラーを受験するに当たっては次のいずれかに該当することが必要である。

① 心理学または心理学隣接諸科学を専攻し、修士以上の学位を有する者

② 初級試験に合格した者で、その後カウンセリング業務又は人事労務管理に従事した期間が通算四年以上である者

③ カウンセリング業務又は人事労務管理に従事した期間が通算一〇年以上である

者

④　初級試験に合格した者で、その後協会が行う向上訓練または他団体が行う研修・訓練等で試験委員がこれと同等以上と認めるものを修了した者であって、かつ、初級試験合格後三年が経過している者

なお、④にある向上訓練とはA、B、C各二コースずつ用意されており、六コースすべてが修了となる（但し、平成一五年度以降はこれに加えて演習三コースを修了することが必要）と、最短で初級取得後三年を経過した時点で受験資格がつくことになる。

中級産業カウンセラー試験は年に一度、学科試験は東京・大阪、実技試験は東京を開催地に行われ、その合格率は平成一三年度で学科試験が五五・三％、実技試験で四二・三％、総合合格率は二四・四％である。結果を見てもわかるように学科はもとより、実技においてもかなり厳しい目を注いでいることが理解出来よう。

(3)　上級産業カウンセラー

上級は文字通りその道のプロフェッショナルといえるもので、これまでの資格取得者は二十名と、まだ極めて少ない。中級試験に合格したものでも産業カウンセラーと

しての実務経験を四年以上要するなど、ハードルも高い。中級産業カウンセラーの資格取得者が増加するのに伴い、これから徐々に増えてくるのではなかろうか？　十分な経験とそれに裏づけされた専門的学識と技能を有する実践的指導者ということが出来るが、この本の初級者向きという性格上、そこにはあまり深入りしない。

なお、この試験は三年に一度の割合で、東京において開催されている。

◇産業カウンセラーに関する問い合わせ先

社団法人日本産業カウンセラー協会

〒一〇五－〇〇一二

東京都港区芝大門一－一－三五　大門佐野ビル三F

TEL　〇三－三四三八－四五六八

FAX　〇三－三四三八－四四八七

第三節　産業カウンセラーの活動内容

こうして産業カウンセラーの試験では、カウンセリングとしての知識や技能はもとより、当然ながら個々人の人間性についても検討がなされる。そしていざ資格を取得し活動することになるが、その活動内容として日本産業カウンセラー協会では次の三つを掲げている。

まずはキャリアカウンセリングである。これは第五章でも述べたように、今後のわが国産業にとっても、あるいはもっといえば社会全体にとっても少子高齢化が進展する中で、どう人的資源を有効に発揮し、それを活用していくかは大きな課題であり、キャリアカウンセリングの持つ意味は大きい。

ふたつ目は能力開発や自己啓発への援助である。人は自分が思っている以上に、大きな秘められた能力を持っている。それを活用しないのは企業にとっても、そして従業員各人にとっても極めてもったいない話である。

そして労働者個々に目をやってみると、自己実現欲求の高まりの中で、生涯学習の気運が旺盛である。

こうした個々人のモチベーションの高まりを産業現場が上手に受けとめ、企業が単なる〝仕事をする（こなす）場〟から〝自己実現をする場〟に変わった時、組織も人も、まさに生き生きとしたものに変化するであろう。その手助けをするのが産業カウンセラーの仕事である。そのためには、面談やテスト等を通して、〝何をしたいのか？〟を一緒になって探り、必要であればそれに向けた有効な情報を提供することが求められてこよう。

みっつ目は相談やメンタルヘルスについての活動である。今日のようにストレスと向きあう機会が多い社会において産業現場もその例外ではない。今日では、男性の働き手の自殺者が多いのもそのあらわれといえる。

又、こうした自殺までには至らないにしても職場不適応を初めとする半健康人状態の人が周りに増えつつあるのも実状ではなかろうか？　そうした場合に産業カウンセラーとしての関わり方には二通りある。ひとつは、「こころ」に病を持った人にどう関わっていくか。もうひとつは、こうした人を出さないための予防的対策をどう確立し進めていくかということである。

産業現場の実際としては利益や効率を追求せんがために、人間性が抑圧され人間的側面は二次的なこととして処理されがちである。又、組織であるがゆえに、感情的なぶつかり合いを始め、人間関係でストレスを貯めこむことも多い。加えて、今日、家庭問題などのプライベートな問題が職場にもちこまれることも多多ある。

こうしたことに対応していくのも産業カウンセラーの仕事のひとつである。

第四節　これからの産業カウンセラー像

前章でも述べたように数多くあるカウンセラーの中で産業カウンセラーの持つ意義は〝カウンセラー〟の上に〝産業〟がつくことである。どう産業現場に立脚しながら労働者をうまく職場なり仕事にマッチングさせていくかにある。そこでこれまでの自分自身の経験をふり返りながら、将来の産業カウンセラー像について探ってみたい。

(1) 幅の広い知識を身につける必要性

企業も、そしてそこに働く人も生き者である。それゆえ環境適応をいやが上にも求められる。産業カウンセラーのその本来の役割は職場で働く人達に対し、心理学的手法を用いて相談を行い、その問題解決の援助をすることである。だがここで忘れてはならないのは、それを職場とか、もっと広くいえば社会というものと関連づけて進めなければならないということである。例えばキャリアカウンセリングを例にとると、もちろん本人の〝何がしたい〟が出発点とはなるが、その実現は社内で可能か否か、社内が難しいとするとどのようなアプローチの手法があるか、更には今後、社会の動きの中で〝本人がしたい〟とすることの将来性は果たしてどうか等々、とにかく幅広い角度からのアプローチが要求される。その為には産業現場における人事を始めとする制度面はもちろんのこと、雑学も含めた知識が豊かであることが求められる。

(2) ひとつの流派にこだわらない勇気を

自分の得意分野を持つことは大切なことである。又、スーパーバイザーとして指導をあおぐことも極めて重要である。とはいえ、技能面について産業カウンセリングゆえに配慮しておきたいことがある。わが国のカウンセリングはとかくロジャーズ流の傾聴を中心とした技法がその中心になりやすい。確かにこれはクライアントとの人間関係を築く上ではとても大切なことである。だが企業という組織にひとつ目をやってみると、これまで口酸っぱく言ってきたように、そこは利益を追求する集団であり、効率が最も優先された世界である。

とすれば、産業カウンセラーとして大切なことは、カウンセリングを通じて人の問題解決を図ると共に、その事を通して企業にも貢献していくという姿勢が求められる。その為にはひとつの手法にこだわることなく、その人、その場、その時に合わせた手法を駆使して、問題解決を図れる人であることが望ましい。自分の専門分野はきちんと持ちながらも、その上で他の技法も使える太っ腹が要求されるのである。

又、時によってはカウンセリングという枠に捉われることなく、必要であればガイダンスや、コンサルテイション的な能力も求められる。

(3)　自己保身に走らない

社内、社外の違いはあるにしても産業カウンセラーの立場は極めて微妙である。会社側に組みしてもまずいし、かといって従業員側にドップリとつかるということも果たしていかがなものか？　そうなってくると、そこには産業カウンセラーとしての人間観や基本的な姿勢、カウンセラーとしての素養等が問われてくる。

そこで十二分に意を用いたいことは当たり前のことであるが「自分のためにカウンセリングをするな」ということである。どういうことか……例えば社内におけるカウンセラーといっても所詮、組織の一員にすぎない。そのことが〝組織の論理〟にはまるという誤ちを犯しやすい。又、社外で第三者として関わる場合も、同様なことがいえる。ついトップの顔色を伺いがちになることである。これを乗り越えてどれだけ自分の信念を貫けるか？　産業カウンセラーとしての、まさに力や姿勢が問われるところである。

(4) 〝待ちのカウンセリング〟からの脱皮を

カウンセリングというと、とかく〝待ち〟のイメージが強い。その為、カウンセリングルームを開設してみたものの利用者がサッパリ……よく聞く話である。

残念ながら、わが国の社会、あるいは企業風土にしても、なかなか気楽にカウンセリングを利用しようというまでにはいたっていない。これを変革していくのもこれからの産業カウンセラーに求められる仕事のひとつである。その為には時として必要であれば出張相談を行ったり、あるいはメイルを使ったやりとりによるカウンセリングなども必要となるかも知れない。とにかくこれまでのように〝待ちのカウンセリング〟ではゆく先に詰まってしまう。これからはカウンセラーの方から積極的に働きかけていくことも必要なのではなかろうか？　となってくると個々人についても勿論であるが、会社の制度等に関わることについても提案していく知識や力量が求められる。〝カウンセリングルーム〟から抜け出す勇気を持つことも大切である。

(5) 情報網や人脈を広げ、自分なりのネットワークづくりを

カウンセラーとして情報網を広げておくことはとても大切なことである。どれだけ幅広い情報を持っているか……それがカウンセリングの成否を決めるといってもおお

げさではないであろう。

加えて、周りに相談相手を多く持つことも大事である。カウンセラー自身が自分を客観視することに役立つし、新たな商品づくりに向けた知恵も生まれ出る可能性がある。

更には忘れてならないのは自分が活動する領域を考えて、それに役立つネットワークづくりを日頃から進めておくことである。カウンセラーとは私は極論すると〝ネットワークビジネス〟といってもよいように思われる。ネットワークの作り方があなたの貴重な財産となる。クライエントをリファーするにしろ、あるいは助言をもらうにしろ……とにかくネットワークが重要であることは間違いない。カウンセリンググループを開業しようとするなら、ぜひとも心掛けておきたいことのひとつである。

(6) 求められる幅広い知識とたゆまぬ自己研鑚

これまで述べてきたような産業カウンセラーに求められる能力を検討すると、たとえ産業カウンセラーの資格を持ったからといって、なかなかそう簡単に、道は拓かないのではなかろうか？　とりわけ、その道のプロとして活躍したいと思うなら、これのみでは今ひとつインパクトに欠ける。その為、〝産業〟と〝カウンセラー〟に関する別な資格等を持つことが実際の助言場面にも生きてくることになる。何点か関連する資格を羅列してみたい。

・中小企業診断士
・社会保険労務士
・社会福祉士
・臨床心理士
・労働衛生コンサルタント
・ファイナンシャルプランナー

「こころの時代」といわれカウンセラーが一種のブームになっている。それに類する資格も多い。だが資格を取ったことと、それを仕事として行うことが出来るか否かは全く別物である。カウンセラーとは〝人のこころ〟を扱う仕事ゆえに、その活動にはより慎重な態度が求められる。そのためにも資格を取得した後の活動がより重要である。向学心に燃え日々の研鑽を積んで、新しい手法に積極的にふれるなど自分磨きに余念のないこと、そして人一倍の人間好きで、生来の明るさを持ち合わせていることなどは、産業カウンセラーとして活動するに当たり極めて重要なこととなろう。

おわりに

本書の発刊の目的は理論書とすることではない。どう実践を通してその理論を活用していくかに主たる目的がある。

二一世紀カウンセリング業書のひとつの巻として『産業カウンセリング』をこうして執筆させて頂き、終わってみると、まだまだ書き足りないのに気づく。制限枚数の関係もあり理論や技法、あるいは関連する資格等についてかなり自己流に、そして強引に自分勝手に内容を組み立てさせてもらった。別に他意はないのでご容赦頂きたい。

又、事例の引用については仮称を使うなりして、それなりに工夫を凝らしたつもりでいる。もし不手際があったとすれば浅学非才のなせる技とお許し願えれば幸である。

私は「はじめに」でも述べたように活動領域の主は、経営コンサルタントである。その業務が人や組織に特化していくにつれ、カウンセリングとの結びつきが多くなった。

だからよくカウンセラーの諸先生方にあるように「私はこれ！」といった考え方へのこだわりがない。それは私自身が学習した変遷をみてみるとよーくわかる。当初はまずは来談者中心療法を学び、次にふれたのが、交流分析であった。交流分析は独特の難しい言い回しは気になったものの、自分を、そして他人を見つめるのにわかり易くとても役に立った。やがて産業カウンセリング等を学ぶ過程で、行動療法や論理療法との出会いがあった。中でも論理療法はこれまでの来談者中心療法がカウンセリングと考えてきた私にとっては、ある種の〃目からウロコの世界〃であった。そして現在、非常に興味を持ち学んでいるのが家族療法である。家庭も、会社も、学校も……いわゆる組織というものを考えるに当たって〃システム〃というのが極めて大事なのだということを痛感させられる。加えて人は「関係の中で生きている」のである。実はこの考え方は経営コンサルタントとして活動する上でも合致することが多く、単にカウンセリングを学ぶということから離れても参考になることが多かった。

今こうして執筆しながらある人の言葉を改めて思い出す。「はじめに」でご紹介した私が産業カウンセラーの面接に伺った時の面接官の言葉である。

改めて反芻してみると、今更ながら〃なるほど〃と納得することしきりである。とはいえ間違いなく〃こころ〃が今日、問われている。その社会の縮図のひとつが産業現場である。このひと昔がそうであったように、これからも産業現場におけるカウンセリングの必要性はますます高まってくるはずである。

現在、改めて問われているのは、そうした時代を背景にしたカウンセリングを行う側の資質や力量である。

そうこう考える中、カウンセリングを学んでいる過程で、ある先輩の言った言葉が今も耳を離れない。

「石田さん……カウンセリングを学ぶと深みにはまりますよ」

カウンセリングは人のこころを扱うがゆえに、これで終わりというゴールがない。学ぼうとすればそのネタは無数にある。本で学ぶ、体験で学ぶ……もちろんそれは大事なことではあるが、ちょっと目を凝らしてみると、私達の身の回りには沢山生きた教材が散らばっている。学ぶということにまさに〝ゴールがないこと〟を切実に感じさせられる昨今である。

こうしてこの本に目をやったあなたも、もしかしたら私と同じような道を歩むことになるかも知れない。でもそんなあなたのために、最後にひとつ心を込めて付言しておきたい。

「カウンセリングを学んで良かった」

今、間違いなくそう思う私がここにいることを……。

読者の皆様にとってこの本との出会いが、そうした意味でも素敵な出会いであることを祈りながら……。

参考文献

『産業カウンセリングハンドブック』（監修　日本産業カウンセリング学会　金子書房）
『わかりやすいメンタルヘルス』（坂本　弘著　中央労働災害防止協会）
『カウンセリング理論』（國分　康孝著　誠信書房）
『カウンセリングの技法』（國分　康孝著　誠信書房）
『産業カウンセリング』（内山　喜久雄編著　日本文化科学社）
『カウンセリング辞典』（國分　康孝編　誠信書房）
『初級産業カウンセラー養成講座テキスト（産業カウンセリング入門）』（社団法人日本産業カウンセラー協会）
『管理監督者向けメンタルヘルス教育研修教材集』（櫻井　治彦・島　悟監修労働調査会）
『産業心理相談ハンドブック』（大西　守他編著　金子書房）
『私たちの歩み』（社団法人　日本産業カウンセラー協会）

『産業カウンセラーのすべてがわかる本』（法学書院）
『カウンセリングとは何か』（平木　典子著　朝日新聞社）
『労働の場における心の健康づくり対策について』（労働者のメンタルヘルス対策に関する検討会）
『心理療法入門』（小川　捷之監修　金子書房）
『人生第二章～今・ここからの出発（たびだち）～』（石田邦雄著　文芸社）
「産業カウンセリング研究第5巻第1号」（日本産業カウンセリング学会）

【著者略歴】

石田　邦雄（いしだ　くにお）

1946年北海道生まれ。
産能大学経営情報学部卒。
日本国有鉄道（現JR）、会計事務所を経て現在㈲石田コンサルタントオフィス代表取締役。中小企業診断士、社会保険労務士として多くの企業や団体等で主に人材育成や組織開発等に携わる。現在、産業能率大学経営開発研究本部委嘱講師を初め、中小企業大学校旭川校登録研修指導員、高年齢者雇用アドバイザーなど多くの公職をこなす。
　最近はコンサルティングに加え、キャリア開発等、産業現場におけるカウンセリングの普及にも精力的に取り組む。中級産業カウンセラー、日本カウンセリング学会認定カウンセラーなどカウンセリング関係の多くの資格を取得し活躍している。
主な著書
『人生今が本番いつも本番』（産能大学出版部）
『人生第２章〜今・ここからの出発（たびだち）〜』など多数。

産業カウンセリング

●———2002年５月20日　初版第１刷発行
　　　2007年７月１日　２版第１刷発行

著　者——石田邦雄
発行者——井田洋二
発行所——株式会社　**駿河台出版社**
〒101-0062 東京都千代田区神田駿河台３－７
電話03（3291）1676番（代）／FAX03（3291）1675番
振替00190-3-56669

製版所——株式会社フォレスト